『うつ』になりやすい性格こそ「成功する条件」

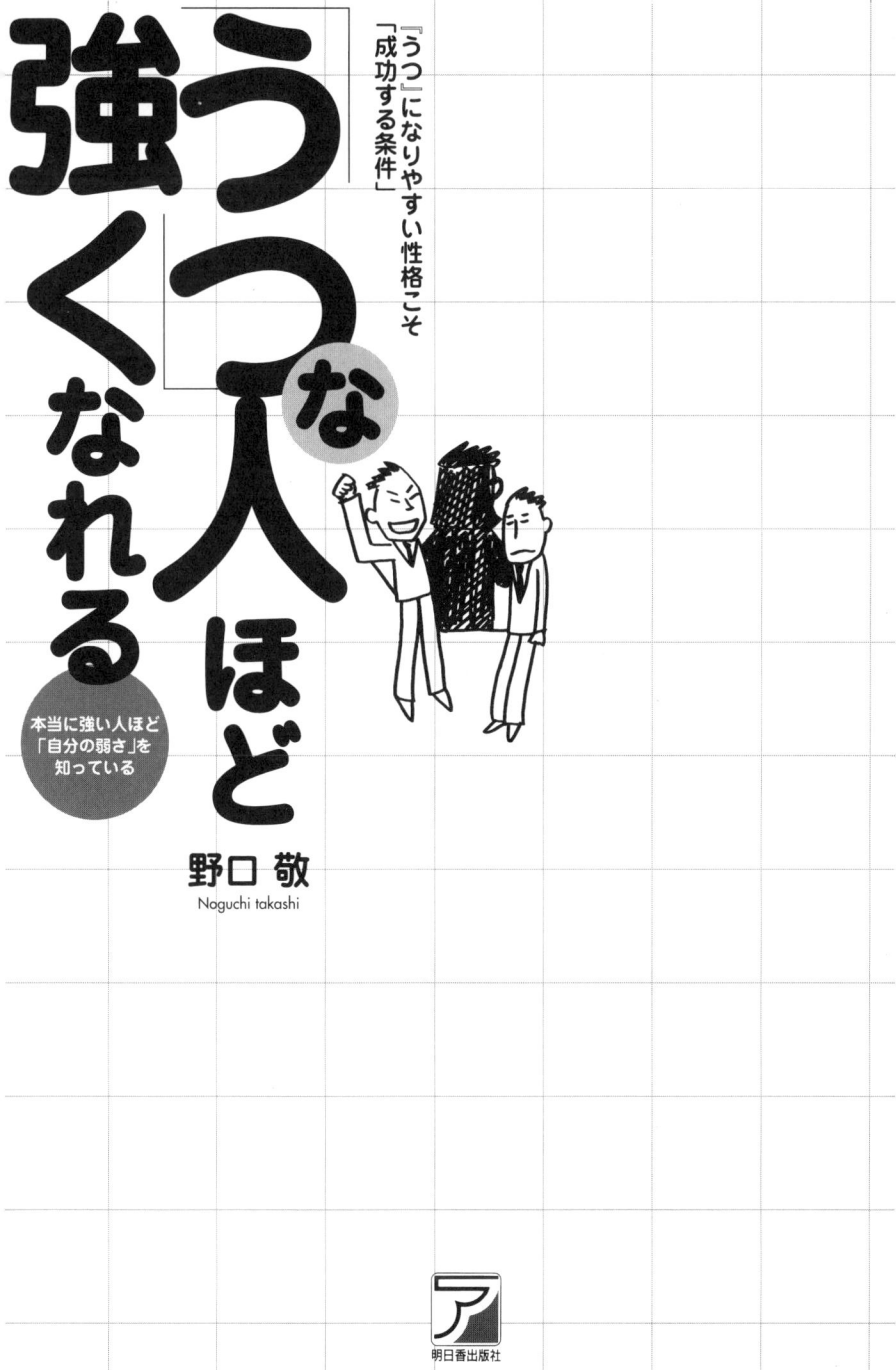

「うつ」な人ほど強くなれる

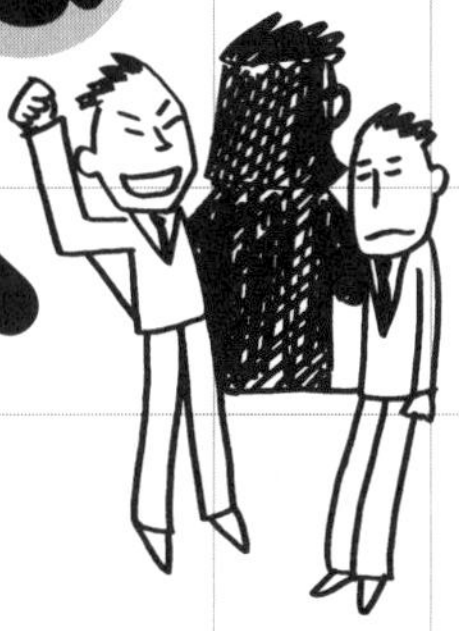

本当に強い人ほど「自分の弱さ」を知っている

野口 敬
Noguchi takashi

明日香出版社

『うつ』な人ほど強くなれる
まえがき

日本では、成人の十五人に一人が『うつ』を経験していると言われています。

近年の自殺者は年間三万人を超えているように、さまざまなストレスが満ちあふれるこの世の中です。誰でも、いつ、うつ病になってもおかしくない……。そんな時代になってきているのでしょう。

ところが、これほど『うつ』があたり前の病気になっているのに、誤解や偏見というものはまだまだ根深いものがあります。

「うつ病なんて心の弱い人がかかる病だ」という偏見など、その際たるものです。

たしかに、うつ病になると人はすごく弱くなります。何もできず、恐怖に震えているばかりになってしまいます。身の回りのものすべてが自分に襲いかかってくるような恐怖心さえ覚えます。

私が、昔、激しい『うつ』にかかったときもそうでした。

ドアの外を人が通る音やただの電話の音さえも、心をつかみゆさぶる恐ろしい音に聞こえてしまうのです。たまたま隣にいた見ず知らずの人さえ怪物のように思え、意味もなく「助けてくれ」と叫んでしまうことさえありました。

だからといってうつ病になった人がすべて弱い人かといえば、とんでもない。

むしろ、うつ病という、つらい病をくぐり抜けた人はとても強くなれるのです。あたかも、深山にこもって厳しい修行を積んだ人が、強く優しい心を持って人々に向き合えるのと同じかもしれません。『うつ』と対峙することも、自分の心と向き合う厳しくつらい心の修行と言えるでしょう。その修行をくぐってきた人にとって、世の中にある並の試練は苦になりません。何よりもつらい、自分の心との対決に打ち勝ってきた人なのですから。

『うつ』は自分の心との戦いです。こんな苦しい戦いをくぐり抜けてきた人はとても強くなっているのです。

そして、うつ病には、かかりやすい人と、かかりにくい人がいるのも事実です。

うつ病かかりやすい人は、かかりにくい人と性格や価値観がどうも違うようです。この違いを見ていくと、『うつ』にかかる人が弱い人かどうかがはっきりわかるはずです。

『うつ』にかかりやすい人とはどんな人でしょうか。**まじめで繊細、責任感が強く、妥協せず真っ直ぐに生きようとするタイプ**がとても多いのです。でも、こうした特長こそ、まさにどんな仕事をやらせてもうまくいく、「成功の条件」ではないでしょうか。

だから、ここで、はっきりと宣言できるのです。**『うつ』な人ほど強くなれる、**と。

この本では、「『うつ』な人ほど強くなれる」根拠を、自分の体験を踏まえて、さまざまな視点から解き明かしました。つらい『うつ』ですが、克服したときには一段と強く生まれ変わっています。それを実感していただけると思います。

『うつ』はつらいけど、それを通じて「かけがえのない価値」を得られる……。この大事なポイントをご理解いただければという思いを込めて、この本をまとめました。

心がつらいなあ、苦しいなあ、『うつ』な気分だなと感じているとき。あるいは、身の回りに『うつ』で苦しんでおられる方がいるとき、ぜひ、この本をおそばに置いてお役立てください。

平成十七年十月　著者

『うつ』な人ほど強くなれる◎目次

第1章

頑張ってしまう人ほど『うつ』になる

第3章

苦しむ中から深い思索が生まれる……95

第4章

『うつ』かな、と思ったときに
——心の強さを取り戻すための七か条……119

第5章

もし、あなたの大切な人が『うつ』になったら……169

【はじめに】『うつ』とはどんな病気なの？

『うつ』とはどんな病気なのか？

近頃、「うつ病は心の風邪」という言葉をよく聞きます。

誰でも毎年風邪を引くし、知らない間に風邪にかかり、少し休むといつの間にか治っています。風邪と同じ感覚で『うつ』を考えると、「そんなに深く思い悩まなくてもいい」、「誰でもいつでもかかる病気なんだから心配しなくてもいいんだよ」と安心できます。

たしかに、『うつ』と言われたり、聞かされたりすると心にぐさりとその言葉が突き刺さります。「自分は大変な病気になってしまったんだ」と気弱になってしまうかもしれません。

だからこそ、「風邪みたいなものさ。深く思い悩まなくても大丈夫」と受け止めることはとても大事なことです。でも、それほど誰でもあたり前にかかる可能性のある病気ならば、どんな病気なのか、なぜかかるのか、どうすれば治るのか、について、そのあらましを知っておいたほうがよいでしょう。

そのうえで、

『うつ』になりやすい人たちはどんなタイプの人たちなのか？

どうして「『うつ』になる人ほど強くなれる」といえるのか？


について、知っていきましょう。


では、うつ病とはどんな病気なのかを、わかりやすく解き明かしてみます。

うつ病を理解するためには、その原因を知ることが大切です。普通の身体の病気と違い、心の病気ですから、なにかしら心に変調をきたす原因があるはずです。その原因が、つらい思いや苦しい体験だということは『うつ』にかかった人でなくても、なんとなくおわかりいただけることでしょう。

どんな方でも、「つらいなあ」「今日は心が重いなあ」「すごくいやな気分で何をする気にもなれない」と、感じるときがあるものです。つらいことがあったり、耐えられないくらい仕事が忙しくなったり、どれだけ努力してもうまくいかないことが続いたとき、人は誰でも、大なり小なり憂鬱《ゆううつ》な気分になります。

それも『うつ』の入り口です。ただ、少し時間がたつと、ほとんどの場合、そうした重たい気分は心の中から離れていってくれます。「ああ、大変だった」「ああ、苦しかったなあ」と思っても、「よし、また頑張ろう」と気持ちを切り替えることができます。つまり、自分の心は自分の気持ち次第でしっかりコントロールできるものなのです。

このように、誰もが感じる、つらい気持ち、いやな気分は、まだ病気ではありません。

ところが、うつ病という病気は、つらさや苦しさがいつまでも心の中に残ってしまい、心の中から振り離せないのです。いつまでも、心の中に重くのしかかり、自分の心を悪い方へ暗い方へと引きずります。そのうちに、希望がまったく見えず、絶望しか見えなくなってしまうのです。

絶望と孤独が人を追いこむ

人を絶望に追いやる一番大きな原因は〝喪失感〟です。「何かとても大切な物をなくしてしまった」という喪失感が、人を絶望に追いこみます。実際に失っていなくても、「なくしてしまうかもしれない」という不安感だけでも、人を充分絶望に追いやります。

たとえば、「大事な人を失ってしまった」という喪失感が、「もう私はダメだ」と絶望に導きます。「仕事をなくしてしまうかもしれない」という不安が、「俺はもうダメかもしれない」と絶望に導いてしまいます。さらに、孤独が、絶望に輪をかけて心を苦しめます。

「誰もわかってくれない」「誰にも助けを求められない」という思いが、ますます深い絶望に心を追いやるのです。絶望や孤独という、つらい苦しい出来事が人の心を強くゆさぶります。このとき、つらい苦しい出来事にあなたの心が押しつぶされなければ、「ああ大変だった」「ああ苦しかったなあ」と過去の出来事として払いのけることができるでしょう。

しかし、つらい苦しい出来事がいつまでも心に重くのしかかってしまい、それを振り払えなくなると、人の心はその重さにだんだん耐え切れなくなっていきます。「もういやだ」「もうゴメンだ」という思いがずっと続き、どうしてもその思いを振り払えなくなると、心が押しつぶされはじめます。

そして、ついにその重さに耐えかねて、自分の心が自分でコントロールできなくなってしまうのです。自分の心なのに、自分でコントロールできなくなってしまう――それがうつ病です。

私が経験した激しい『うつ』の瞬間

私も、かって、激しい『うつ』を体験しました。

今から二十年以上も前のことですが、若気の至りで無理に無理を重ねて仕事をしていました。自分の能力の限界にも気がつかず、周りの人の心にも目が留まらず、ひたすら自分の思い通りに仕事を引き回してやろうと無理を重ねていました。そんな無理押しで、すべてがうまく行くはずがありません。会社の中で一人完全に浮き上がってしまいました。独断専行で押し通した手前、もう引っ込みのつかないところにまで自分を追い込んでしまっていたのです。

「取り返しのつかない時点まで来てしまった」と気がついたときには、深い絶望感に襲われます。「もう、どうしてもダメだ」「何をしても取り返せない」と考えれば考えるほど、自分の心を追いつめていったのでしょう。絶望しか頭に浮かばなくなったときに、心が耐え切れなくなります。

突然、深い恐怖が押し寄せてきました。本当に突然、心が破壊されたような感覚です。周りのものすべてが恐怖の対象。周りのものすべてが自分にのしかかってくるような恐怖を覚えます。

自分の心が、もうどうなってしまったのかわからなくなっています。すべてが恐怖、また恐怖です。激しい恐怖が静まった後にも、限りない不安が次々に押し寄せてきます。起きているときはもちろん、寝ていてもどす黒い不安の波がおおいかぶさってくるようで、とても熟睡などできません。

不安から逃れるためにずっとお酒に頼り、一升瓶のワインを常に手元に置いていました。酒に頼る毎日ですから、ほかの酒では胃をやられて吐いてしまいます。ひたすらワインに頼っていたのです。

少し良くなったように思えても、また繰り返し心のゆり返しが襲ってきます。病院を退院し、「もう大丈夫だ、治ってきたから明日は仕事に行くぞ」と家に帰る電車に乗った瞬間、再び激しい恐怖が襲うことすらありました。

本当に自分の心が自分でコントロールできない恐怖を、いやというほど味わいました。

『うつ』は心の地震

こうして見ると、うつ病というものは「心の地震」にたとえてよいかもしれません。私の場合は、突然激しく心がゆさぶられる「激震」でしたが、症状によっては、繰り返し中規模のゆれが心をゆさぶるケースや、ゆううつな気分が抜けきれない、軽いゆれの連続がずっと心を襲う場合もあります。同じうつ病という病気でも、周りの人が見てもはっきりわかる激しい症状から、自分でも気がつかないうちに治ってしまう、軽い『うつ』まで、いくつもの症状があります。

地震もそうです。人が立っていることもできない激しいゆれから、ずっと続く気持ちの悪い群発地震まで、いろいろなパターンがあります。

軽いゆれの場合には、人によって受け止める感度も違うようです。地震だと感じる人もいれば、地震と気がつかない人まで、千差万別です。

うつ病の怖さも、地震にたとえるとわかりやすいでしょう。誰しも、自分の心が自分でコントロールできないほど激しくゆり動かされる、などとは思ってもいません。

初めて『うつ』になった人が感じる恐怖とは、突然、激震に襲われた人たちが味わう恐怖とまったく同じようなものでしょう。

地震は予知できれば怖くない

地震が起きるメカニズムが科学的に解明されているように、心の地震といえる『うつ』だって、それが引き起こされる原因も発症のプロセスもわかっています。いつ起きるかわからないゆれや、まったく経験したことのない激しいゆれは、とても恐ろしいものですが、それがある程度予知できれば恐怖感も薄らぎます。実際の地震であれ、心の地震であれ同じことです。

どんな病気なのか、なぜ起こるのかがわかれば、パニックを最小限にとどめることができるはずです。もちろん、自分の心のゆれですから、一時期のパニックさえ乗り越えれば、自分で心のコントロールを取り戻すことさえできます。

さらに、うつ病というものがどんな病気なのか、それがわかるとつらさや怖さも軽くなります。「いつかは治る」「いつかはこのつらさから抜け出せる」とわかれば、ささやかな希望が見えてきます。

さきほど、うつ病の原因は、絶望と孤独だと述べましたが、わずかでも希望が見えてくれば、絶望は退散していきます。

そして、その回復には、周りの人の配慮や支えがとても大切です。心ない一言が人を追いつめてしまうこともあれば、優しいいたわりの心が『うつ』を劇的に治すこともあるのですから。

地震に襲われた人が、周囲の人の助けで生き延びたり、ボランティアの援助で生きる力を与えられたりという話をよく聞きます。心の地震も同じです。人の温かい心の支えが何よりの薬です。一人で必死に心のゆれと戦っている人にとって、優しく温かいいたわりはどれほどうれしく、どれほど力強いものか計り知れません。

優しく温かいいたわりは、うつ病に苦しむ人に心の安らぎを与えてくれます。ゆらいでいた人の心に強い支えを与えてくれるのです。何よりも、『うつ』の原因である絶望と孤独が癒《いや》されます。「もう孤独ではない」と思えたとき、絶望しか見えなかった心の中に希望の光が差し込みます。

絶望と孤独を震源とする心の地震は、そこで動きを止めます。そうなれば、自分の心を取り戻し、しっかりと自分でコントロールできるようになっていることを強く感じます。

自分の心のコントロールができるようになると、『うつ』は退散していきます。

『うつ』をくぐりぬけた人は強くなる

『うつ』が治りはじめると、とても大きな成果を得たことに気がつきます。

まず、普通はなかなか見ようとしても見えない、自分の心の動きが見えてきます。「これが絶望の原因だった」「ここで大きく自分の心がゆさぶられた」と、さかのぼってたどれるようになります。

自分の心の動きが自分でわかるようになるということは、すごいことだと思います。自分の心の弱い面や傷つきやすい面が自分で見えるのですから……。それに、自分の心の限界まで自分で感じられるのですから。

『うつ』を克服してきた人の強さは、まずここから生まれます。さらに、ゆれ動く心ですら自分でコントロールできたという自信さえ感じられるのではないでしょうか。「自分の心を自分でしっかりコントロールできる」という自信はすごい強さになります。

これから、多少厳しい場面やつらい場面に出会っても、自分の心は自分で取り戻せると確信できる人はひるみません。なによりも、つらい『うつ』をくぐり抜けた人にとって、多少の厳しさやつらさは苦にならなくなります。

「もう苦しむのはいやだ」「死んだ方が楽かもしれない」と思えるような『うつ』のつらさに較べれば、たいていの試練は苦にならなくなるものです。

まじめで責任感の強い人は要注意

『うつ』を越えてきた人が強くなる理由は、まだいくつも挙げられます。

まず、この病気にかかりやすい人には、それなりの特徴が見受けられます。まじめで、責任感が強い人。深く考え、それゆえ深く悩んでしまう人。つまり繊細な神経を持つ人が多いようです。

先ほど『うつ』を心の地震にたとえましたが、地震が起きたとき、同じゆれでも強く感じる人と、まったく感じない人がいるのと同じように、心を痛める同じ原因があっても、それを深く重く受け止めてしまう人と、あっさり受け流せる人がいるのはたしかです。

感受性が豊かな人は、心に響く出来事を深く重く受け止めがちです。責任感が強い人は、大きな問題が目の前に立ちふさがったとき、一生懸命に頑張って自分の責任で問題を解決しようとします。しかし、いくら努力しても問題が解決できないと、心の中でそんな自分を責めてしまいます。問題を解決できないと、「どうして解決できないんだ」「お前はなんと情けないのだ」と自分で自分を責め始めます。すると、心は逃げ道すら失って、ますます追いこまれてしまうのです。

自分で自分の責任を追及するほどつらく惨《むご》いことはありません。自分の心が他でもない自分に追いつめられてしまうのですから、逃げ場がありません。心はますます疲れて耐え切れなくなっていきます。

誠実な人、深く物事を考える人も気をつけよう

誠実な人も同じで、言い訳や逃げ道を作ることが苦手です。たとえば、仕事上の取り返しのつかないミスや、大切な人との別離など、心を強くいためる原因があったとき、誠実な人はそれを相手のせいにして逃げることができません。

「これは自分の責任だ」「自分が悪かったからこうなったんだ」と、やはりいつまでも自分の心を責めてしまいます。深く物事を考える人は、あいまいなまま「まあいいや」で納得することができません。「今考えてもしょうがないから、明日また考えよう」と先延ばしにして、明日になったらケロッと忘れている——そんな器用なことはできません。どうしても解決できないこと、どうしても答えのでない、大きな問題を深く突き詰めようとすれば、最後は「何もできない自分」まで掘り下げてしまいます。やはり、自分を問い詰めるしかなくなってしまうのです。

感受性が強く、責任感が強く、誠実で深く物事を考える人——こんな特徴を持った人が『うつ』になりやすいのはおわかりいただけたでしょうか？

『うつ』になりやすい性格こそ「成功する条件」

こうした性格をよく見ると、実にすばらしい「特長」といえないでしょうか。そう、まさに「成功者の条件」といっても差し支えないのです。

どんな分野の仕事でも、大きな成果を挙げてきた人は、大なり小なり、感受性が強く、責任感が強く、誠実で深く物事を考える人でしょう。こんな特長を持った人が、悩み苦しむ中から成功の鍵を見出してきたはずです。

科学技術の分野でも、政治の分野でも、新規事業でもそうです。会社の中での日常的な問題解決でも同じです。感受性が強く、責任感が強く、誠実で深く物事を考える人——こんな特長を持った人たちが成功の鍵を苦心して見出してきたはずです。

だからこそ、あえてはっきりと言いたいのです。**「『うつ』になる人ほど強くなれる」**と。

これからの各章で、「こうした人たちだからこそ成功する」と言い切れる、たしかな根拠を見つめていきましょう。

第1章

頑張ってしまう人ほど『うつ』になる

頑張ってしまう人ほど『うつ』になる

最近、うつ病に対する社会的な認知度は格段にあがってきました。しかし、それでもまだ偏見は根強く残っています。その際たるものの一つが「うつ病なんてものは怠け病だ」とか、「やる気のない人がかかる病気だ」という見方です。

それこそとんでもない誤解で、『うつ』は一生懸命に頑張る人がかかる病気なのです。

はじめに、「『うつ』は心の地震」と書きましたが、心のゆれだとすれば、「いくら心がゆれたって、やる気とパワーさえあれば気にならないんじゃないの」とか、「いくら心がゆれたって、そんなの頑張って支えればいいじゃないか」と思う人もいるはずです。

ひどいのは、「『うつ』は怠け者の言いわけ」という見方です。「頑張ればつらさや苦しさなんか吹っ飛ぶさ」などと平然と言い放つ人さえ見受けられます。

これは、『うつ』とは無縁な人の無責任な暴言であって、うつ病がなかなか理解されない原因もこうしたところにあります。そしてこうした考え方は、『うつ』にかかった人をより悪いほうに追い込む危険なものだといえます。

だからこそ、周囲の人間も、そして当の本人も、うつ病に対する正しい認識を持ってほしいのです。その第一歩が、「『うつ』は一生懸命に頑張る人がかかる病気」という認識です。『うつ』を正しくご理解いただけるよう、この誤解を解くことから始めましょう。

一生懸命に頑張る人ほどかかる病気

『うつ』は絶望と孤独が引き金になると書きましたが、絶望と孤独だけですべての人が『うつ』になるわけではありません。人の心はけっこう丈夫にできていますから、そう簡単に自分でコントロールできないほど押しつぶされてしまうわけではないのです。

自分で自分の心をコントロールできないほど心を押しつぶしてしまうのは、外部の要因だけではなく、むしろ自分自身の心の作用が大きく働きます。自分で自分を追いこんでしまっているのです。

無理して頑張るから、心に重い負担がかかる

自分で自分を『うつ』に追いこむとはどういうことなのか——。

「いくらやってもダメだ」「もうどうしようもない」と思うような絶望的な問題がのしかかっても、

一生懸命に頑張る人は「もっと頑張れ」「まだできるはずだ」と自分の心に鞭《むち》を入れます。

無理して頑張ってどうしようもなくなったとき、一生懸命に頑張る人は、自分の心にさらに重い負担をかけてしまいます。「お前はそんなこともできないのか」「なんと情けない奴なんだ」と、自分で自分を責めます。責めることによって、自分をもっと頑張らせようとするのです。

でも、それでもどうしようもなくなってしまったとき、疲れ果てた心は責められることに耐え切れなくなります。そのつらさからなんとか逃れようと暴走して、心が自分でコントロールできなくなってしまうのです。

心の地震を引き起こす断層が、大きく口を開いてしまうときがまさにそこです。

「頑張れ」と言ってはいけない

このように、『うつ』になりやすいタイプの方は、一生懸命に頑張る人が多いのです。一生懸命に頑張ろうと思うから、自分の心にさえ「いい加減」や「あいまい」を許さない。それが、孤独と絶望を引き金として『うつ』を招きます。

だからこそ、うつ病になった人に「頑張れ」という言葉を絶対に言ってはいけないのです。一生懸命に頑張ってきた人に「頑張れ」と言えば、より深く落ち込んでしまうのです。

というのも、この人は一生懸命に頑張ったのにできなかった「ふがいない自分」「情けない自分」を自分自身で責めています。そうした人に「頑張れ」といえば、ますます「自分のふがいなさ」を責められているように感じてしまいます。

「俺は頑張れないダメな奴なんだ」と自分を責め、そう思えば思うほど深刻な事態を引き起こしてしまうのです。

周囲の人間は、そこまで追い込まないようにくれぐれも気をつける必要があるのです。『うつ』にかかった人を好意で励ましたつもりが、最悪の事態につながりかねないのですから。

一生懸命に頑張る人。心がぼろぼろになっても、まだまだ頑張り続けようとする人。こうした人が『うつ』になりやすく、また『うつ』を悪化させやすい人なのです。

まじめで誠実な人だから信用できる

世の中にはつらいことや苦しいことがたくさんあります。心にずしっと重くのしかかるつらい出来事や、何とか苦しさから逃れたいとあがくような仕事もたくさんあるものです。

そうしたつらさや苦しさを、皆が皆、同じように深く重く受け止めているかといえば、そうとも言えません。

人によって、同じ問題に突き当たっても受け止め方は大きく異なります。『うつ』になりやすい人がまじめで誠実なタイプであることは言うまでもありません。真面目だからこそ、一生懸命に考え、心を壊すほど悩みます。

そもそも、いい加減な人が、「自分の心を自分でぎりぎりと問い詰める」ということは考えられません。

私が昔、重い『うつ』に苦しんだとき、「お前ももっといい加減になれよ」と言われたことがあります。良くなったときに言われたからいいようなもの、ひどい『うつ』状態のときにこんな言葉を言われたら、どうしようもなく落ち込んでいたでしょう。またおそらく、すごい絶望感を味わっていたことでしょう。

もちろん、そのときは、「いい加減になれるくらいなら、『うつ』になんかなるわけないでしょ」と言い返しましたが、『うつ』になるタイプの人の多くが、私の語った言葉の意味をよくわかっていただけると思います。

『うつ』になる人は、「決していい加減になれない」人だし、多分、「死ぬまでいい加減にはなれない」ということをいやというほど自分でわかっています。

そんな人だからこそ、信じられます。大事な仕事も任せられるし、責任ある立場も任せられます。細かな注意や監視をしなくても、安心して仕事を任せることができるのは、まさにこんな人ではないでしょうか。

繊細な神経を持つ人の成功法則

ちょっと話をしたり、少し一緒に仕事をするだけで、「この人はデリケートな神経の持ち主だな」と感じる人は大勢います。

人に対する気配りも実にマメだし、仕事の進め方にも手抜きがありません。家庭内で言えば、お皿の洗い方や並べ方、箸の置き方まで事細かに決まっている……。そんな人でしょうか。

ただ、あまりにも細かすぎて、人から「そんなことはどうでもいいんじゃないの」と言われるタイプもこうした人たちです。

つまり、心のセンサーの感度が過敏で、俗に「神経質」と言われるタイプの人もこのジャンルに入ります。

心のセンサーの感度が敏感な人ほど、刺激を感じやすい

人一倍繊細になってしまうのは、その人の身に備わったセンサーの感度が良すぎるからでしょう。だから、外からの刺激を、普通の人より強く感じ取ってしまうのです。つらい思いや苦しい体験をしたときに、そのつらさや苦しさを人一倍感じてしまうのも、心のセンサー感度が敏感な人たちです。

うつ病は心が押しつぶされそうな状態に置かれ、ついにその重さに耐え切れなくなって暴走し、コントロールできなくなる病気です。心に外部からの刺激を伝えるのもセンサーの働きと考えれば、センサー感度が敏感であればあるほど、同じつらさや苦しさでも人一倍過敏に受け止めてしまうことが理解できます。

なお悪いことに、外からの刺激だけでなく、自分の心に対する刺激にも鋭敏になってしまうから、苦しさが増幅して感じ取られるのです。

繊細な神経を持つからできる仕事も数多い

しかし、繊細な神経を持つことはマイナスにしかならないのでしょうか？

そんなはずがありません。技術分野でも、芸術分野でも大きな成功をなしとげる人は、人一倍細やかなことに気を使い、細かなことでもおろそかにせず、寝食を忘れて研究に没頭したり、全霊を傾けて優れた作品を仕上げる人たちです。

ほんのちょっとした事象や、些細な色使い、わずかなリズムの乱れ……。こうした現象を見逃さず、おろそかにせず、完璧なものに仕上げる。それこそ研ぎ澄まされたセンサーの働きによるものでしょう。

政治、経済や一般ビジネスの分野では、繊細な神経は成功の妨げになるかもしれませんが、こと技術の分野や芸術の分野では、なによりも鋭敏なセンサーの感度が求められるといって過言ではないのです。

深く考える人の成功法則

繊細な神経の人が、外からの刺激をより重くとらえてしまうように、深く考える人も『うつ』になりやすいタイプの人と言えます。

深く考えるということは、自分の心の内面をとことん探るということです。自分の心の中を探し回り、「まだ、できるんじゃないか」「もっと、頑張れるんじゃないか」と探り回ることでもあります。

こうして心の底を探し回れば回るほど、傷つき疲れた心は休めなくなります。

あるいは、深く考える人とは、「もう、考えるのはやめよう」と自分の心を休めることが苦手な人たちです。疲れた自分の心に鞭打っても、まだまだもっと働かせようとする人です。

つらい苦しいことが起きても、仲間内で飲む酒で解消できる人は楽です。「なんだ、あんな会社」「なんだ、あんな奴」と発散できれば心はすごく楽になれます。

でも、いくら飲んでも、心の底にいやなことやつらいことが深く根付いてしまっていたら、心は休めません。どれだけ飲んでも、心の底で「まだ……」「もっと……」と考えていたら、そんな人の心には大きな負担がかかり続けます。

だからこそ、そういう人が『うつ』になった場合には、「あなたは、もう一生懸命に頑張ったんだよ」「少し、休んでいいんだよ」といういたわりが必要になってくるのです。

先にも述べたように、「頑張れ」と心ならずも叱咤激励をしてしまうと、相手はもっと深く考えてしまいます。その励まされる人は深く深く考え抜いて、それでどうしようもなくなって心を痛めている人なのです。そんな人に向けられた「頑張れ」という激励は、その人の心をさらに激しい疲労に押しやります。

人の心をそこまで追い詰めると、それが「頑張れない情けない自分」を見ることにつながり、「そんな情けない自分は生きている価値もない」と思い込むところまで、人を追いやることになりかねません。そんなところまで追い詰めたら、それこそ最悪の結果を招いてしまいます。

深く考えるタイプがこの時代に求められる

こうした人たちは深く考えるから、緻密な計画を立てます。ところが、ときに良いほうにだけでなく、悪いほうにも目を向けてしまいます。「悪いパターン」まで緻密に想定してしまうのです。

それが、頭の中で独り歩きしはじめ、悪いほうへ悪いほうへと考えると、『うつ』に引きずられてしまうのです。

しかし、逆の面で見れば、深く考えるタイプの人ほど使える人材はいません。

これまでの時代には、パターンの決まった仕事を忠実に処理する人が人材とみなされてきました。しかし、時代の変化は古いビジネスモデルに安住する企業の存続を許してはくれません。

時代は大きく変わりました。古いビジネスモデルに寄りかからず、新たなビジネスモデルが求められる時代には、深く考え抜いて緻密な計画を立て、斬新なビジネスモデルを生み出してくれる人材が何よりも貴重です。

「深く考えられる」人材が今ほど強く求められることはありません。そんな人材をどのように見つけ、どのように使うかが、企業発展の鍵をにぎります。

深く考え抜いてうつ病になるほどの人こそ、新しい創造を生み出してくれる人ではないでしょうか。

責任感の強い人の成功法則

つらいことや苦しい出来事でも、人によってその受け止め方が違うと述べましたが、その違いに目をやると『うつ』になる原因がよりはっきりと見えてきます。同じつらさや苦しさが覆いかぶさってきても、それを他者のせいにして責任転嫁できる人はとても楽です。

簡単な例で責任感の意味を考えて見ましょう。

とても大事な人との別れがあったとき、人は激しく落ち込みます。美味しいものを食べてものどを通らないほど、喪《うしな》った人の重さを考えます。楽しかった日々を思い起こして深い後悔に沈みます。でも、そこで「別れた原因は相手に」と相手の責任に転嫁できれば、深く落ち込まないで済みます。例は悪いかもしれませんが、「なによ、あんな浮気男なんて」とか、「冗談じゃない、あんな尻軽の女」といったように、「悪いのは相手の責任」と決め付けられれば、それ以上深く落ち込むことはないでしょう。

人に責任を転嫁できない人が自分の心を追いつめる

しかし、相手に責任転嫁ができず、自分の責任だと心に背負い込んでしまう人は苦しみます。仮に、相手の悪い面を指摘できたとしても、その前に、責任感の強い人は自分を責めます。

「相手が悪かったとしても、もっとうまくやることができたはず」と思ってしまうのです。それを改善できなかった自分の責任を自分に問います。いつまでも、「あのときこうしておけばよかった」「あの場面でこういえばよかった」と自分を問い詰めてしまいます。

責任感の強い人の場合は、そうした問い詰めがいつまでもいつまでも続いてしまうのです。

人に責任を転嫁できず、自分で抱え込み、深く思い悩む人は自分で自分の心を追いこみます。

無責任になれない人、他者に安易に責任転嫁できない人ほど、うつ病になりやすいタイプと見てさしつかえありません。そうした人が思い悩んでいた場合、メンタルケアにいっそうの気配りが必要でしょう。

ここで、「責任感の強い人が成功する」根拠については、あえて触れるまでもないでしょう。人に責任を転嫁せず、自分で最大限の責任を果たす――こうした人こそ、ビジネスパートナーに持ちたいものです。

大きな夢を持つ人こそ、大きなチャンスに出会える

うつ病になりがちな人は、「期待が強い」「理想が高い」タイプの人が多いのにお気づきでしょうか？

ささやかで現実的な夢に満足せず、常に大きな理想や大きな夢を持つことは、成功のための不可欠な条件です。しかし、逆に、大きな理想や大きな夢を持つ人は、現実を素直に受け入れられないという弱点も持っています。

現実をありのままに素直に受け入れられれば、うまくいかない出来事についても、「しょうがないことだ」「やむをえないことだ」と納得ができます。あるいは、あきらめることができます。

現実を素直に受け止められない人は、納得もあきらめもつかず、さらに何とかしようともがき続けます。いったん落ち込んだ場合、これが心を締めつける大きな要因になることはおわかりいただけるでしょう。

理想と現実とのギャップに苦しむのはその人の心なのです。

「こんなものではない」「こうでありたくない」と思うのに、現実はうまくいかない。すると、そのギャップが心にのしかかり始めます。「なぜうまくいかないのか」「なぜできないのか」から問いかけて、「情けない自分」「ふがいない自分」に行きついてしまうのです。

理想が高い人は治りにくい

「期待が強い」「理想が高い」タイプの人が一度うつ病になると、治りにくいといえます。『うつ』にかかる人には、何らかの心を痛め心を追いこむ原因があります。その心を痛める原因にも、さまざまあるのは当然です。

その原因を聞けば、誰でも「大変だったね」「気の毒だなあ」と納得し、一生懸命にいたわり支えようと思える場合もあるでしょう。

しかし、その理由を聞くと「贅沢《ぜいたく》な悩みじゃないか」「そんなことは理想であって、実現できるわけないだろう」と受け止める原因もあるかもしれません。聞いた側がそう感じてしまう場合は、悩む相手を冷たく突き放してしまいがちです。

もしも、身の回りに、こうした原因で悩む人がおられたら「贅沢な悩み」と突き放さず、治るまで辛抱して優しく聞いてあげてください。相手が『うつ』から抜け出せば、そのときには「無理な悩みだった」と、自分で気がつくのですから。

現実を客観的に見つめることができ、率直に「無理なことは無理」「ダメなことはダメ」と受け入れることができれば、うつ病は快方に向かいます。反対に、いつまでも「できるはず」「うまくいくはず」とこだわり続けると、心は『うつ』の呪縛から逃れられません。

夢を持つことは大切なことですが、夢におぼれ、現実とのギャップを直視できないと、いったんつらく苦しい現実に出会ったとき、なかなか治りません。いつまでも「あるべき自分」という幻想から抜けきれず、心を痛め続けるからです。

とは言え、多くの成功者がそうした夢と現実とのギャップに苦しみながら成果を得てきたことを忘れるわけにはいきません。人をあくなきチャレンジに駆り立てるのは、大きな夢。夢がなければビッグチャンスも訪れてくれません。

妥協せず、真っ直ぐに生きたいと思う人の成功法則

うつ病になりがちな人は、何か複雑な問題につき当たっても真正面から受け止めようとします。裏道や逃げ道がいくつかあっても、安易な道を選ぶことはしません。

「妥協すれば楽だなあ」と思うことは、人生には何度もあります。でも、妥協せず真っ直ぐに生きる人にとっては、裏道や逃げ道は選択肢の中にありません。

ところが、この世の中では、妥協しないと大きな苦労を背負い込む羽目になりがちです。

人との関わりであれ、仕事上の人間関係であれ、妥協せずに一本気に進む人はどうしても摩擦が多くなります。そして、摩擦が激しくなっても、当人は「自分は正しいんだ」「相手が間違っているのだ」と思うから、進む道を曲げません。

摩擦がさらに激しくなると、「こんなにも自分は一生懸命にやっているのに」「これだけ正しいことで頑張っているじゃないか」と思いながら、うまくいかない現実とのギャップに絶望感を深めていき

ます。当然、ここまでくれば、どうしようもなく孤独になっているはずです。

そこで、自分が置かれた立場を客観的に見直すことができれば、うつ病にはなりません。一方、「それでも、正しいから突き進む」という道を選べば、心の負担は限度を越えてしまうでしょう。それによってすべてうまくいけば問題はないのですが、うまくいくはずがないということは誰にでも予測がつきます。

巻頭に私自身のケースを書きましたが、周りの人をまったく振り返らず身の程知らずに「これが正しいことなんだ」と突き進み、その結果、取り返しのつかない破綻《はたん》をまねいたのです。……ちょうど、ここで書く「突き進み型」に該当していたなと今になって痛感します。

たしかに、わき目も振らずに突き進んでしまうのは考えものですが、「妥協せず、真っ直ぐに生きたい」と志す人がそばにいれば、私でもそうした人は大事にします。ちゃんと指導すれば、すごい力を発揮してくれるはずですから……。

しかも、その力は、何かあると妥協し、逃げ道や裏道を探すことしか考えない人の貢献より何十倍も強い力に違いないからです。

欲しいものを譲らない「自己中」の人は……

うつ病になりやすい人は、時にはとても〝わがまま〟に見えます。自分の欲しいものに対して執着し、欲しいと思ったものを譲りません。

だから、自分にとって大事なものを失ったときの喪失感は人一倍強いのです。「すごく大事なものをなくしてしまった」「取り返しのつかないことをしてしまった」、そして「もう二度と取り戻せない」、そんな思いが強く心を締めつけます。

そして、『うつ』になってもなかなかそこから脱却できません。失ったものに対する寂しさや喪失感をいつまでも引きずってしまうから、絶望から逃れられなくなってしまいます。

自分を客観的に見つめることができれば、『うつ』から抜け出せます。

たとえば、「たしかにとても大切な物をなくしてしまったけれど、自分の身の回りには大切なものがたくさん残っている」と思えば、『うつ』は一気に快方に向かいます。今まで自分の心を追いこんでいた呪縛から解き放たれるからです。

ところが、自分の欲しいものを譲れない人は、なくしてしまったものに対する執着が人一倍強いため、いつまでもこだわりが抜けません。こだわりが抜けないと、なくしてしまったものだけしか見えなくなり、結局、心はいつまでも呪縛《じゅばく》から抜けられません。

わがまま身勝手なのも救いを求めるサイン

気をつけていただきたいのは、こうしたタイプの方は『うつ』の過程ですごく「わがまま放題」に見えることです。ときには、すごくわがまま勝手な要求を周りの人に訴えたりします。できもしないことを何が何でもやってくれとせがむことも、しばしばあります。

そんなことを言われれば、どんなに優しい人でも、「病気だと思って辛抱していたけど冗談じゃない」「なんてわがままなことを言うのだ」「そんなにわがままだから病気になるのだ」と怒鳴りつけたくなることもあるでしょう。

でも、ちょっと待ってください。この要求は『うつ』の人にとっては必死の要求なのです。とてもわがまま勝手に聞こえるでしょうが、『うつ』に苦しむ人からすれば、「何とか助けて欲しい」という必死のサインなのです。

周りの人の心など考えるゆとりはありません。自分の心すら自由にならないのですから。

それでも「こうして欲しい」「こうあって欲しい」と必死に訴える要求は、何とか生きよう、のしかかってくる重さから逃れようとする命がけの訴えなのです。

周りの人は、それを聞いても決してはね除けないでください。「わがままを言うな」と怒鳴りつけないでください。

そうされると、その人の心は完全に逃げ場を失ってしまいます。

ぜひ、ぜひ、ご理解してください。

こういう人は、『うつ』を克服して元気になると、欲しいものを譲らない「自己中さ」がまたとないパワーになります。欲しいものを何が何でも自分の手にするぞと思う気持ちが、新たな成果を生み出してくれます。

新しい商品でも、今までになかった斬新なサービスも、「お客のわがままにこたえる」ことから生まれてきました。私たちは、欲しいものにこだわり続ける執着心を持つ人が、難しい問題をはね返して成果を生み出してきた事例をいくつも見ることができます。そうした執着心こそが企業を発展させたのではないでしょうか。

本当に強い人ほど、臆病で慎重なもの

こうして、うつ病になりやすい人のタイプを見ていくと、それなりに特徴あるパターンが見えてきます。

一つだけはっきりしていることは、豪放磊落《ごうほうらいらく》で細かなことは気にせず、「そんなことは小さい、小さい」とカッカと笑い飛ばす……。そんなタイプでは絶対にないということです。そう、『うつ』になりがちな人は、どこからどう見てもこうした「豪傑タイプではない」ということができます。

では、『うつ』になる人は弱い人なのでしょうか？

とんでもない誤解です。本当に強い人は、大変慎重です。ひょっとすると臆病に見えるくらい繊細で、慎重に物事を運びます。

臆病だからこそ、何かにつけ徹底的に計画を練ります。慎重に裏づけを取り、失敗しないように緻密に戦略を立てます。

臆病なほど慎重で強かった人を歴史に見る

たとえば、歴史上の英雄・豪傑とみなされる人の中に、戦国時代の武将織田信長がいます。周り中すべてが敵だったなかで、非情なほど妥協せずに戦い勝ち抜いてきた姿は、英雄・豪傑のイメージそのものかもしれません。

しかし、歴史書をひもといて見ると、この信長ほど、戦にあたって臆病なくらい繊細で慎重に物事を運んだ武将はいないとされています。必ず敵より多い兵を用意し、敵より優れた武器を装備して戦ってきたと言われています。だから、生涯数限りない戦に負けなしでのぞみ、天下統一に後一歩のところまで勝ち残ってこれたのでしょう。

何をやっても負けない人。勝ち残れる人。そんな人こそ本当に強い人ではないでしょうか。

「本当に強い人」のたとえとして、織田信長を例に引きましたが、繊細で、深く考え抜き、妥協せず、自分の欲しいものは譲らない「自己中」……。誠実であったかどうかは除いて、まさに信長のイメージについて語られることのすべてが、この章で述べている「『うつ』になりやすいパターン」に見事に当てはまります。

『うつ』を経験すると強くなる！

もうひとつあります。一度、うつ病を経験すると、人はとても強くなります。うつ病ほど苦しいものありません。自分の心が自分の思いどおりコントロールできないのですから、その苦しさは耐えがたいものです。

うつ病になると、生きようとする気力がなくなります。起きているあいだじゅう、つらく苦しいことが頭に浮かびます。ちょっと考えると、激しい不安と絶望が頭の中のすべてを占拠します。不安で苦しくて、その苦しさに転げまわりたくなります。

もとより、考えるという行為は、人が生きていくうえでの基本の行為です。でも、考えれば考えるほど激しい苦しみに襲われるのですから、生きていくことさえつらくなります。

生きていくことそのものがつらいのですから、生命を維持するために不可欠な食欲も減退します。さらに、このつらさから逃れられるのであれば……と思いつめたりします。

そんな、苦しさを越えてきた人はとても強くなるのです。世の中で降りかかってくるさまざまな試練のつらさなど、『うつ』のつらさに較べたら何でもありません。

これほどの強さを身につけた人をどうして弱い人だと言えるのでしょうか……。

本当に強い人ほど「自分の弱さ」を知っている

強い人と弱い人。この違いをどうやって見分けるかを知れば「人使いの達人」になれます。人は表面的な様子だけで相手を評価し、判断しがちです。でも、本当に強い人は外見だけでなく、内面に秘めた強さをしっかりと身につけています。

たしかに、鍛え抜かれた鋼のような肉体を持った人は強そうに見えます。あるいは、エリート官僚によくあるタイプですが、猛勉強で知識を溜め込んだ人は、知的な争いには負けないでしょう。

しかし本当に強い人とは、そうした肉体的にも知的にもマッチョタイプではありません。過度な自信を持つ人より、自分の弱さを知りぬいている人が本当に強い人です。

『うつ』になると自分の弱さをいやというほど思い知らされます。自信過剰な人であっても、自分の限界をいやでも思い知らされます。自分の限界を自分でよく知っているから無茶な戦いをしないし、あらかじめ綿密に調べて考え、負けない戦いをします。

「敵を知り己を知れば百戦して危うからず」と、昔の有名な兵法書にも書かれているように、自分自身の限界を自分でわきまえている人は間違いなく強いのです。

そして、つらく苦しい体験を経てきた人だからこそ、そこで得る大きな成果があります。『うつ』を経てきた人は、他者に対する優しさを持っています。

自分が味わったつらさや苦しさがまじまじと思い出せるから、つらさや苦しさを抱える人たちに対してとても優しくなれます。つらさ苦しさが自分の痛みとしてわからないと、人に対する思いやりや優しさは生まれにくいものでしょう。

本当の強さとは、その中に大きな優しさが含まれていると誰もが知っています。『うつ』をくぐり抜けてきた人は、その苦しくつらい体験の代償に大きな優しさを得るのです。

本当に強い人ほど、許せない納得できないことと正面から戦う

ここまで述べた、うつ病になりやすい人の特徴を思い起こしてください。

つまり、間違ったことや正義でない事柄に対しては決して妥協せず、正しいと思ったことにはとことん体を張って戦う……。何か壁に突き当たると、すぐ逃げ道やわき道を探し始める人はうつ病にはなりにくい人です。まっすぐ壁に立ち向かう人がうつ病になりやすい人であることはご理解いただけたと思います。しかも、立ちふさがる壁が理不尽であればあるほど、逃げず避けず果敢に立ち向かう人を強い人といってよいはずです。

第二次世界大戦時に、イギリスの首相としてヒットラー率いるナチスドイツと戦った、チャーチルもうつ病だったといわれています。写真などで見ると、どう見てもそのようには見えませんが、青年のころから時折襲う『うつ』に苦しんできたと自伝で告白しています。

一時期、世界中を席巻するかに見えた強敵ドイツと戦うために、イギリス国民は大変な努力と忍耐

が求められました。しかし、リーダーが不退転の決意を示し、悪とは絶対に妥協しないという姿勢をはっきり示すことで、国民は生活の窮乏や襲いかかる死の恐怖にも耐えて戦い抜いたといえるのです。そんな強いリーダーシップは、やはり、自ら心の試練を克服したから生まれたのではないでしょうか。『うつ』のさなかでの自分の心との苦しい戦い、そして自分の心との勝利の体験があったから、強いリーダーシップを持ちえたのだと思います。

そうした人だからこそ、相手がいかに強かろうと、許せないこと納得できないことと正面から戦えたのでしょう。国民もそれを強く支持してきたものでしょう。

うつ病になってしまった人は、一度は自分に負けたように思います。自分自身に対しても「情けない」「ふがいない」と感じてしまうのですから。

しかしそれが治ると、自分自身に対して一生懸命に立ち向かえた自信を感じます。なによりも難しい心のコントロールを、自分で取り戻せた強さを感じます。

自分の心と向き合うのは、とても怖い、嫌なことですが、そうした体験を経てきた人は、どんなことがあっても逃げず避けずに、正面から自分自身と向き合う強さを身につけてきた人といえるのです。

そんな人こそ、「本当に強い人」なのではないでしょうか。

『うつ』になる人は、あらゆる「成功の条件」を秘めている

こうして『うつ』になりやすいタイプの人をパターン別に追っていくと、「心の弱い人がなる」という風説がとんでもない誤解だということを、よくおわかりいただけるでしょう。

それどころか、そんなタイプの人は、とてもまじめで、誠実で、繊細。責任感が強く、大きな夢を持ち、妥協せず真っ直ぐに歩む――まさに信頼できるタイプの人です。

さらに、うつ病という大きな試練を経ると、本当の強さを身につけて戻ってくることもご理解いただけたと思います。

したがって、『うつ』になりやすいタイプは「成功の条件」を持った人だと言ってよいのです。

念のため、「成功の条件」について確認しておきましょう。

やや硬い言葉で「成功の条件」を語れば、

・大きな夢と大きな目標を持っていること
・直面する課題から逃げず、いい加減にそらさず、その一つ一つを着実に克服すること
・大きなプロジェクトであればあるほど、次々に壁につきあたる。そんなとき、問題を一歩ずつ解決し、成果を得られる道を切り開く力
・芸術の分野では、自分の心に浮かんだイメージを大切にはぐくみ、全霊を傾けて完璧な作品に仕上げる力
・科学技術の領域では、自分の発見した事象をとことん究明し、新しい法則や新しい技術を発見する力

こうした力が「成功に欠かせない要素」です。

そのいずれの場合でも、『うつ』になりやすい人の特長はもれなく発揮されます。『うつ』になりやすい人の器質が、成功の条件にぴったり当てはまるのです。

もし、あなたの身近に『うつ』になられた人がいれば、もう一度こんな視点でその人を見つめていただけませんか？　きっと、成功の条件に該当する優れた特長をその人の中に見出すことができるはずです。

『うつ』になるくらいの人を使えない企業は失格企業

最近の新聞を読むと、『うつ』になった人は完治と証明されるまで復職させないとか、抗うつ薬を服用している人は就職させないなどと、唖然とする記事を見かけることがあります。

しかし、うつ病になるほど一生懸命に頑張る人を使いこなせないで、よく人事が務まるものだとあきれます。うつ病になるほどまじめで責任感の強い人を使いこなせないで、よくも人材育成などと言えるものだとあきれます。

私も、能力評価・能力開発を主な事業として取り組んでいますが、企業経営者は、ワンパターンの発想しかできない人を人事担当に据えてはいけないとつくづく思います。

うつ病になるくらいの人をフルに使いこなせてこそ、企業は大きく飛躍します。あるいは、うつ病になるような問題を抱えている組織を、根本から洗い出して改善する、そうした抜本的な組織体質の改革が急務でしょう。

第2章

自分の心と戦った人は
とても強くなれる

「心の地震」を克服した人は強くなる

『うつ』は「心の地震」だとこの本の最初に書きましたが、心のゆれを克服すると人はとても強くなれます。

「心の地震」までには至らなくても、大切なものを失ったり、やっかいな問題に直面したり、猛烈な忙しさが続きいつまでたっても楽になる可能性が見えないと、心は大なり小なりゆさぶられるものです。「いやだなあ」「つらいなあ」「苦しいなあ」との思いが、だんだん強さを増しながら、心をゆさぶります。

心のゆれといっても、最初から心がぐらぐらゆれるのではありません。頭が重くて、考えようとすると苦しくなる。息も苦しくなる。何もかもいやになる……そんな状態が継続します。

もっと症状が進むと、自分の心なのに自分の自由にならない気がします。少し休みたくても、心の中にどっしりとした重たいものがあり、それがいつまでも抜けません。

『うつ』の症状には人それぞれ違いがあるようですが、私の場合は急に激しい症状に襲われました。

突然襲う心のゆれは、激しい地震と同じ恐怖

社内で無理に無理を重ねて、人間関係が破綻《はたん》に近づいたころ、「もうダメだ」「もう取り返しがつかない」とブツブツとつぶやきながら自宅に戻る電車の中のことでした。

突然頭の中がぐらぐらと回りだし、周りの風景が自分に襲いかかってくる。周りの人が大きな怪物のように見え、怖くて怖くてたまらない。自分の頭が自分の体から切り離されてしまったように感じる……そんな状態が突然襲ってきました。

この本で、激しい『うつ』の症状は「心の激震に襲われるようなもの」と書いていますが、激しい『うつ』の状態をなにかにたとえるとすれば激しい地震しかありません。

もちろん、家が崩れるような激しい地震を直接体験したことはありませんが、テレビ番組で放映される、地震のゆれを体験するシーンがこれに一番近いと思います。

突然、衝撃とともに部屋中が激しくゆれ、家具や食器が飛びかかってくる――まさに、そんな感じで激しく心を襲います。

やっかいなところは、治ったと思って安心していても、再び激しいうつ状態に追いこまれることがあるからです。これも、ちょうど大地震の後に繰り返し大きな余震が起きるのと似ています。

最初の地震よりも余震の方が規模が大きいときすらあります。私の場合はそうでした。最初の激震から一週間後に襲った、余震の方が大きな衝撃を受けました。

突然起きる激震も恐怖ですが、いつまでもゆれ続ける余震は心を落ち着かせてくれません。またゆれるのではないかとの不安が、その人を何もできなくさせてしまいます。

もちろん、外出などとんでもない。外出先で衝撃が襲ったらと思う恐怖が外へ出させてくれません。閉じこもった場所から一歩も離れられない……そんな状態に押し込められます。

完全に治った後でも、軽い再発はあるようです。

自分でも、絶望や孤独を感じるつらい出来事に見舞われると、再び心がゆれはじめるのを感じます。

大きなゆれを体験した人は、多少のゆれにはびくともしなくなる

一度心の大きなゆれを経験した人は、多少のゆれにはさほど動じなくなります。「まだ、このくらいのゆれか」「これくらいのつらさなら」と余裕を持って受け止められます。

あたかも、実際の激震を体験した人が、多少のゆれにはびくともしなくなるのと同じでしょう。

「この程度のゆれなら大丈夫だよ」と笑って受け止めるのと同じことだと思います。

自分の心がどこまでゆれに耐えられるかを知っている人は、心のプレッシャーの度合いを客観的に見ることすらできるようになります。「これは、軽い『うつ』だな」「おっと、これはやや重たいかもしれない」……というように。

「ちょっと深刻だな」と思ったときには、「これは、心を休めるべきとのサインだ」と思ってありがたく受け止めます。少し、心と体を休めリラックスします。

「心の地震」を克服した人が強くなる理由は、ここに見て取れます。

心の地震を体験すると、自分の心がどれだけ揺れに耐えられるかがわかります。だから、自分の心が耐えられるぎりぎりまで戦えます。「まだ大丈夫」「まだ頑張れる」がわかるから、ベストを尽くして物事に取り組めます。

「心の地震」を克服した人は、無理してゆれに抵抗せず、ゆれを受け流すことも知ります。だから、大きなゆれが来た場合には無理せず休んで心の回復を待ちます。リラックスして余裕ができたら、また頑張ればいいのですから。

自分を客観的に見つめられるようになるから強くなる

「心の地震」を克服した人が強くなる理由はもう一つあります。

うつ病を体験した人は、あんな苦しい思いはもうごめんだ、二度とあんな目に会いたくないと思います。

そこで、自分が直面する問題をできるかぎり客観的にとらえて解決しようとします。

うつ病の特効薬は、自分自身を客観的に眺めることです。自分が抱えている問題や自分が置かれた状態を客観的に見つめることができれば、絶望や孤独から逃れられます。

自分を客観的に見ることができれば、自分の心を束縛していた「こだわり」から抜け出すことができます。「こだわり」を振り切り、次の目標に向かって新たな道を歩き出せます。

うつ病を克服する過程では、自分自身を客観的に眺める意味がよくわかってきます。

「どうして、あれほどこだわってしまったんだろう」「何で、絶望してしまうほど思い込んでしまったんだろう」と自分の心がゆれ動いた軌跡を見つめます。それが見えてくれば、症状はどんどん軽くなっていくからです。

このように、自分自身を客観的に見つめられる人は、何事につけ失敗はありません。

主観で突っ走る人は、大きな壁に突き当たるとなかなか乗り越えられませんが、自分を客観的に見ることができる人は壁を越える道を見出すことができます。目の前に立ちはだかる壁の高さや厚さをじっくりと見極め、それを乗り越える道を探し出します。

何よりも難しい、自分の心を客観的に見つめる訓練を積んできたのですから、どれほど大きな問題が立ちふさがっても、それを克服する道を見つけ出すのはたやすいものです。

自分の心を見つめる難しさに較べれば、問題を克服する道を見つけるのも容易です。自分の心と戦うつらさに較べれば、どんな難しい問題に出会ってもそれほど苦にはなりません。

孤独や絶望に打ち勝ってきた人ほど強くなる

うつ病になると凄まじい孤独と絶望感に襲われます。

私が激しい『うつ』になったときは、一人娘が生まれたばかりのときでした。やっと、ニコッと微笑むことができるようになったころです。元気なときならば、抱き上げてほお擦《ず》りする子供に対しても、激しく落ち込んでいるときは愛情も優しさも感じません。

母親も一生懸命に看病してくれましたが、そのありがたみは感じても、どこか手の届かない遠くにいるようで、激しい孤独感が消えないのです。すぐ近くにいるのに、ごく親しい身近な人たちが何枚も重なったベールの向こう側にいるような思いがします。

うつ病にかかった人たちの孤独と絶望感の受け止め方は、それぞれ個人差があるのでしょうが、私の場合激しい『うつ』の症状に襲われているときには、人も物も周りのすべてが壁となってそそり立つように感じられました。

今から考えると、その壁はきっと孤独と絶望の象徴だったように思われます。

今でも時折思い出すもう一つのシーンは、激しい『うつ』に苦しんでいたとき、電気もつけない暗い部屋の中で、一升瓶のワインを片手にうずくまっている光景です。うなだれて、ぶつぶつと「ダメだ」「ダメだ」と力なくつぶやいている、我ながら鬼気迫る光景です。

家族が食事を作っても食べる気力さえありません。風呂にさえいつ入ったのかわかりません。

孤独や絶望に耐える体験をした人は強いリーダーシップを持つ

そんな孤独をくぐると、人間関係の中での孤独が子供の遊びのように見えるほどです。どんな仕事でも、皆でわいわいがやがやと明るく楽しく取り組めて、ハッピーエンドにはならないものです。必ずどこかで試練が見舞うものでしょう。誰かが大きなミスを犯して、プロジェクトがつぶれることもあるでしょう。耐え切れなくなったメンバーが抜け落ちることもあるでしょう。

そんなとき、プロジェクトリーダーは孤独に耐えなければなりません。仲間内だけでなく、上司や経営者からの冷たい視線にも耐えなければならないのはもちろんです。

ひょっとしたら、今の立場や仕事を失うかもしれないという恐怖とも戦わなければならないでしょう。でも、そうした孤独も、うつ病の凄まじい孤独に較べれば楽なものです。

同じく、仕事の上では、もろもろの絶望もあるのがあたり前。

とくに独創的なビジネスであればあるほど、繰り返し挫折が襲うものです。

簡単に生まれ、簡単に成功するビジネスには何の価値もないといってよいほどです。頭を抱えて苦しむほど考えた先に、成功の女神が微笑んでくれるものです。頭の中でシビアな創造の戦いを繰り広げるからこそ、斬新なアイデアが沸き起こるのです。

とくに、創造的な事業や独創的な発明は、絶望と孤独との不断の戦いといってよいでしょう。斬新なビジネスモデルを考案したときや、まったく今までになかった発明をしたときなどは、誰一人として理解できないことすら起こります。

そんなときの絶望感はけっこうきついものです。

私も自分の発明が、なかなか受け入れられなかったときには、久しぶりに軽い絶望感に見舞われました。

それでも、激しい『うつ』に較べればとても楽なもの。孤独や絶望の受け止め方も、人が経てきた体験の重さしだいでこれほど違うものかと痛感しました。

自分の心との戦いに比べれば たいていの試練は苦にならない

激しい『うつ』に見舞われている只中に感じることはただ一つ。「この苦しさから逃れられるんだったら何でもする」と叫ぶこと。「この苦しさから逃れられるんだったら死んだ方がよっぽど楽だ」とさえ思います。考えれば考えるほど苦しくなるのですが、それでも何とかこの苦しみから抜けだそうと必死にもがき、考えるのです。

そのときの心の中には、「もう考えるのはいやだ。死んだほうが楽だ」という思いが片方にあり、もう片方には「それでも生きていたい」という生存本能があります。生存本能が心を必死に引き戻し、「もういやだ」と思う気持ちと心を左右に引っぱります。

うつ病にかかると、「自分の心との戦い」をずっと心の中で繰り広げているのです。

もちろん、『うつ』の只中では、生きるべきか死ぬべきかなどと高尚な哲学をしているゆとりなどありません。たぶん、本能のぎりぎりのところで、生き残るための戦いをしているのでしょう。

一度苦しい試練を体験すると、二度と絶望に落ち込まない

人生にはさまざまな試練があります。私個人の体験でも、離婚したり、会社がうまくいかず巨額の借金を重ねたりと、さまざまな試練に見舞われました。しかし、うつ病の試練に較べると、相当つらい目にあってもまだ心にはゆとりが残っています。当然、試練に見舞われると心のゆれは襲いますが、今まで体験した激しい心のゆれに較べれば、心のコントロールはまだ失わないで残っています。

もちろん、その場その場ではとてもつらかったのは間違いありません。でも、「あの苦しさに較べれば」「もっと苦しいことを経た」「まだ今の方が楽だ」とささやかなゆとりを持って受け止められるのです。

「もっと苦しいことを経た」「もっとつらいときを知っている」……そんな自分にとって、今のつらさ苦しさは絶望にはならないのです。絶望にさえ落ち込まなければ、深い『うつ』は避けられます。

「絶望にならない」――これこそが一番強い力となって心を支えてくれるものであり、ふたたび『うつ』の暗闇に引き戻されない大切な支えです。

人は一度、筆舌に尽くしがたい苦しい試練を迫られると、たしかに強くなっていると思います。もし、若いころに激しいうつ病の試練がなかったら、その後襲いかかってきたいくつかの試練を受け止める心がまえは持てなかったのでは、と今でも思います。

『うつ』をくぐり抜けてきた人はとても優しくなっている

『うつ』を克服すると、それまでと違う強さを身につけて生まれ変われます。これについてはご理解いただけたと思います。

でも、日ごろ、会社や家庭でうつ病になりやすいタイプの人と一緒にいる人は、そんな話を聞いても、素直に「良かったね」と喜んでくれません。

うつ病になりやすい人が、さまざま優れた特長を持っていることは間違いないのですが、反面、とても神経質で、細かなところにもうるさい奴だと思われているからです。

「あまりにも細かすぎてうざったいんだよ」と人に思われがちなことは、残念ながら事実です。「そんな人が、あんまり強くなられると困るよねえ」「息が詰まっちゃうよ」と周りの人が感じてもしょうがないでしょう。

私も、『うつ』になりやすい典型的パターンですから、きっと周囲の人から見れば「うるさい奴だ」

と思われるタイプに違いありません。自分自身を振り返ってみれば、周囲の人たちがそう思うのも無理はないなあと、深くうなずけます。口の悪い奴に言わせると、「あいつは治らないほうが良かったんじゃないか」と陰で言っていたかもしれません。

とげとげしさがなくなる

でも、ご安心ください。『うつ』をくぐり抜けた人が細かなまま、とげとげした神経過敏のまま、強く生まれかわるわけではありません。

『うつ』をくぐり抜けると、今までどうしてもできなかった「アバウトさ」が少しできるようになります。不思議なことに、絶対に見過ごせなかった「他人のいい加減さ」をささやかですが許容できるようになります。

なぜでしょう？　その理由の一つは、うつ病になると、人の優しさを心からありがたいと感じるからです。苦しい『うつ』を克服するために周りの人たちの温かい支えは絶対に欠かせません。うつ病になった人が救われるかどうかは、周りの人の支え次第です。

回復してきたときに、『うつ』から引き戻すためにどれだけ温かく支えてくれたかよくわかります。助け支えてくれた周りの人の心に感謝します。

人の心の温かさは、多少のアバウトさなど吹き飛ばすほど大きいものです。少々いい加減だなあと感じても、人の心の中の温かさに目をやると、ひとこと言いたい気持ちなど吹き飛んでいきます。

『うつ』をくぐった人からとげとげしさが抜ける理由がもう一つあります。

うつ病になったときの自分はとても支離滅裂で、わがまま勝手なことを周りの人に言っています。『うつ』になった人はそのことを知っているからにほかなりません。

そう、まさに「アバウトで、いい加減な自分」を病気中の自分に見出すからです。自分が「アバウトで、いい加減」なのに、他人を責めるわけにはいきません。

神経過敏で潔癖すぎて嫌われるタイプの人も、『うつ』をくぐり抜けた後はささやか丸みが出てきます。

いきがりやつっぱりがなくなってくる

さらに、『うつ』をくぐり抜けると、もう一つの面で人は変わります。

くだけた言葉で言えば、「妙な強がり」や「妙なツッパリ」、「肩肘張ったいきがり」が消えます。肩の力が抜け、自然体になると言ってもいいかもしれません。

うつ病になると、いやでも、その人のありのままがすべてがさらけ出されます。本当に子供のように震え、泣き叫ぶこともあります。強がりやツッパリ、いきがりなど、どこかに吹っ飛んでしまう状態です。本当に裸の自分がそこにいるのです。

そんな体験をすると、「妙な強がり」や「妙なツッパリ」、「肩肘張ったいきがり」がどれほどむなしいものかがよくわかります。そんなことしたって、人間隠し通せるものじゃないよ、しょせん人間の強さも弱さも、一番つらいときには隠し通せずさらけ出されてしまうものだよ、と痛感します。

もちろん、長い間に培われた性格はそう簡単には変わるものではありませんが、一度『うつ』をくぐると、たしかに人は変わっているものです。

裸の自分を見るから、無理して強そうに振舞わない

「妙な強がり」や、「妙なツッパリ」、「肩肘張ったいきがり」が消える、もう一つの根拠を見てみましょう。

なぜ人が強がったり、いきがったりするかを振り返って見ると、その理由もすぐにわかります。くだけて言えば、「弱い人ほど、裸の自分を見せず、鎧兜《よろいかぶと》に身を固める」からです。弱い自分を知られると怖いから、人には強そうに見せます。一生懸命に武装して強そうな姿で人に接しようとするわけです。

しかし『うつ』をくぐり抜けた人は、そんなこともいかにむなしいかを肌身で知ります。ということは、それがわかると、無意味な武装をしなくなります。いくら飾っても、いくら武装しても、人の本当の姿は必ずわかってしまうものと知ると、虚飾がばからしくなるものです。

そして、自分の弱さがわかると、逆の面で自分の強さも見えてくるのです。

自分の弱さがわからないと、頭の先から足の先まで、すべて完全武装してしまいますが、自分の弱さがくっきりわかってくると、それ以外の部分では「けっこう強いじゃないか」と知ります。「強いんだから無理して構えなくてもいいじゃない」「強いところは武装などしなくていいや」と悟ります。つまり「素の自分をさらせる」ようになるのです。

一度身にまとった武装をはずして見ると、無理してがちがちに構えなくてもどうって事はないと悟ります。そのうちに、すべての鎧兜をはずしても平気になります。

恐れがなくなるから、構えないし力まない。それが、その人の自覚した強さです。

自分の能力や仕事に対する自信が生まれる

これまで何度も述べたように、一度『うつ』をくぐり抜けると、「普通のつらさは屁でもない」という自信が生まれます。

「あの苦しさに較べれば」……と、多少のつらさは苦しいとも思えません。

そして、心のうちに「負けない、逃げないという自信」が根付きます。

なんといっても、

・一番手ごわい自分の心との戦いに勝った

・究極の逃避である、死への誘惑にも打ち勝った

そんな自分を振り返ると、まさに「負けない、逃げない」自信が心にしっかりと根ざします。

部下を持ったり、チームリーダーになるとよくわかるのですが、人は誰でも相当な能力を持っています。けっこう難しい問題を与えられても、何とかこなしてしまう力を秘めています。

でも、その力は自信がないと発揮されません。「俺にできるかなあ」「もしうまくいかなかったらどうしよう」という不安が先に立つと、人の持つ力は全開になりません。

だからこそ、何かにつけ部下やメンバーの自信を引き出すように指導しなければならないのですが、『うつ』にかかった人は、一人でも物怖じせずに進んでいきます。

『うつ』にかかった人が「自信を引き出す」作業を、自分ですでに済ませているからにほかなりません。

能力は、自信によっていかようにも引き出せます。一番難しいことを克服した、一番手ごわい相手に負けなかった自信は、人を輝かせます。

言い訳が効かないことをよくわかっている

上司やプロジェクトリーダーの腕の見せ所は、もう一つあります。目標に向かって一丸となってメンバーのパワーを発揮できるように仕向けることです。

誰しも、面倒なことやうまくいかないことが起きると、つい逃げ腰になります。人は皆、「やらない」「できない」言い訳が得意です。

でも、うつ病になったことがある人は、言い訳が嫌いです。

相手が第三者ならいくらでも言い訳できるのに、自分の心には言い訳は効かないと、いやというほど思い知らされてきたからです。

もしも、あなたが『うつ』になった方であったり、あなたの身の回りに『うつ』をくぐりぬけてきた人がおられたら、ぜひ聞いてみてください。言い訳というものが、自分にとっていかにむなしいものか、きっと教えてくれるはずです。

孤独や絶望を超えると、夢がいっそう輝いてくる

うつ病というものはとても苦しいですが、必ず治る病気です。

自分の心がコントロールを失ってしまった病気ですから、自分でコントロールできるよう、少しずつ心の安定を取り戻してあげればよいのです。

必ず治るという確信を持てれば、恐怖は少しずつ薄らいできます。

そして、治りはじめると、闇に閉ざされていたような世界が光り輝きはじめることを感じられます。

うつ病は本当につらい病気ですが、それだけに、治りはじめたときの深い喜びがあることを知っておいてください。


なんといっても、治りはじめると、世の中が輝いて見えることがうれしいのです。

『うつ』のさなかにあるときは、ほとんどの人が閉じこもっているはずです。暗い部屋に閉じこもり、ひたすら自分を襲う恐怖と戦っていることでしょう。

それが、快方に向かい、明るい戸外を安心して歩ける、日の光の中を歩いても大丈夫と思えると、世の中が一段と輝きます。

さんさんと降りそそぐ日差しを浴びながら、心の中の暗闇から逃げ出ることができたと感じた喜びは忘れられません。「私は生きている！」と大声で叫びたくなるような心境にもなるものです。

『うつ』が治ると、夢と希望が輝きだす

心に差し込む明るい日差しに続いて、夢がふくらんできます。これまでは、夢を持つことなどとんでもない。夢はすべて悪夢で、自分にのしかかり、自分を押しつぶそうとする夢でした。でも、「もう夢を持っても大丈夫」と思えます。

人にとって、夢がどれほど活力を与えてくれるものかがつくづくわかります。人にとって、夢がどれほど希望を与えてくれるものかも本当によくわかります。

夢を実現しようとする思いが、どれほど人を生き生きと活動させてくれるものかがしみじみと理解できるようになります。

そう、『うつ』が治りはじめると、はっきりわかります。

- 〝絶望〟の反対側にしっかりと〝希望〟がある
- 〝絶望〟が立ち去ってくれた後には〝希望〟差し込んでくれる

ということがはっきりわかるのです！

それは、台風の後に空を覆う黒雲が去り、急に空が晴れて明るい日差しがさすような感じでしょうか。今まで吹き荒れた強風が静まった空から降りそそぐ日差しを感じると、生きる意欲が体の隅々まであふれるようです。

もちろん、大きな夢を持ってです。うつ病が治った人は、今まで見たくても見ることができなかった大きく明るい夢をしっかりとその胸に抱え込みます。

心の病を通じた鍛錬が人を強くする

『うつ』のさなかでは、人はいやになるほど自分の心と向き合わざるをえません。『うつ』に苦しむ中で、人は自分自身と対決します。すなわち、

・『うつ』になった人は、自分の心を深く掘り下げる
・『うつ』になった人は、自らの心と深く向き合う

しかし、誰だって、こんなことをしたくてするのではありません。できることなら、自分の心の奥底などのぞきたくもありません。しかし、いやでも心の底をのぞかざるを得ない病がうつ病なのです。

うつ病のいやらしいところは、心を掘り下げたとき、自分の心と向き合ったとき、決して明るい強いイメージが出てこないことです。

掘り下げて浮かび上がってくるイメージは、逆に、「なんと情けない自分」「何もできない惨めな自分」……そんな姿ばかりです。

せめて、心を掘り下げたり、自分と向き合うことをやめることができればまだ楽なのですが、考えれば考えるほど、何もできない自分を引きずり出し、責めてしまう。それがうつ病です。

いつかは、その責めに耐え切れなくなって、「生きている意味のない自分」という恐ろしい言葉が浮かんできてしまいます。あるいは、何とかこの苦しみから逃れようと、考えることを避けるために死んだほうが楽だとすら思います。

しかし、それでも人は死にたくないのです。必死に生を模索します。自分を責めながらも、自分の生きている意味をもがきながら探ろうとします。

本当にいやになるほどの「試練」が、繰り返し心の中で繰り広げられます。

ここまで突き詰めれば、いやでも「自分」がわかります。「自分の生きている意味」がわかります。

生きている意味をしっかりつかんだ人は強いものです。生きる意味や目的があいまいなままで進む人より、はるかに強くなっています。

『うつ』は最高の「心の修行」

昔から、神仏に仕える人たちは、己の精神鍛錬のためにつらい修行を重ねてきました。中でも一番厳しい修行が、一人深山にこもって、自分と向き合う修行だと言われています。

誰もいない、たった一人ぼっちのさびしい環境。徹底的な孤独の中で己自身の心と向き合うことがその修行の目的でしょう。

実際に自分で体験したわけではないので正確にはわかりませんが、そんな修行に入ると、最初のうちは苦しくてつらくて叫びだしたくなるのではないでしょうか。求めて修行はしたことがありませんが、徹底的な孤独はよくわかります。まわりに誰もいない、誰も話しかけてくれない。暗闇に閉ざされたときには、本当に叫びたいほどの恐怖を覚えるのではないでしょうか。

そんなときに対面するのは、ただ一つ、自分の心です。自分の心に、今行なっている修行の意味から、逃げずに達成する価値まで、とことん問いかけるのではないでしょうか。

ここまで繰り返し書いてきたように「生きている意味」まで突き詰めて問わないと答は出ないはず

です。苦しい修行は、自分との徹底的な問いかけを通じて「生きている意味」を求めるのです。

「生きている意味」にまで深く問い進むと。不思議な感覚を覚えることがあります。

「自分は生きているのではなく、生かされているのではないか」という答えが出るときです。

「生かされている意味」を感じる――そこから神仏の存在を感じるときがたしかにありました。

きっと、修行を重ねてきた人たちの求める答は、ここにあったのではないかと思えたものでした。

そんな苦しい修行と同じ厳しい問いかけを、人はうつ病との戦いの中でも経てきます。

心の試練を通じて自分に勝つ

そして、回復してきたときに、もう一度自分の心との直面があります。

うつ病が良くなるきっかけは、深く落ち込んだ自分の心を少し客観的に見つめることで得られます。

人をうつ病に引きずりこむ、〝絶望〟と〝孤独〟とは、誰が決めたものでもなく、その人が自分の主観で決めたことです。

「もうダメ」「もう終わりだ」は、人から言われたことではなく、自分で考え、自分で思い込み、自分で決めたものです。

言葉を変えれば、自分の主観で決めたことです。だから、主観の呪縛から解き放たれるとうつ病は治りはじめるのです。

主観の呪縛《じゅばく》にはまり込んだ自分を客観的に見つめることができるようになれば、どんどん快方に向かいます。

「もうダメ」「もう終わりだ」と思ったことでも、客観的に見直すことができれば、「ダメじゃない」「終わりじゃない」が見えてきます。何がなんでも「もうダメ」「もう終わりだ」などというものがあるはずがありません。客観的に見直せば、必ずどこかに「ダメじゃない」「終わりじゃない」ものが見つかります。

それができたときに、『うつ』との戦いに勝つ端緒《たんちょ》がつかめます。

己の「こだわり」を振り捨てることができる

とはいえ、この先がまた『うつ』のいやらしいところで、心に深く刻んだ「こだわり」が、幾度も人を暗い淵に引き戻そうとするのです。

この本の最初に、絶望は大事なものをなくした喪失感が引き金になると書きました。「すごく大事なものをなくしてしまった」――この思いが「だから、もうダメだ」になっていきます。

でも、これはその人の「こだわり」以外の何者でもないことはわかりますよね。『うつ』が少し良くなってくると、自分がこだわり続けてきたことが命をかけるほどのものじゃあなかった、と少しずつわかってきます。

うつ病が治りにくい理由はここにあります。「こだわりを捨てる」ということ、それが人にとって一番難しいことだからです。

とはいえ、『うつ』は「こだわりを捨てる」ことを求める病といえます。なかなか捨てられないこだわりを捨てる……まさに修行と同じ試練が求められます。

たしか、仏教の用語で「解脱《げだつ》」という言葉があるはずです。もしも、私の理解が間違っていれば申し訳ありませんが、生きている中でどうしても捨て切れない、もろもろの「こだわり」を捨て去ることが、「解脱」を意味する言葉なのではないかと思います。

そのように考えると、『うつ』とは、「最高の心の修行」とみなして間違いないのです。

それをくぐり抜けた人は、ぜひ、強い自信を持って生きて欲しいと心から思います。

『うつ』を克服してきた人は、人を助け支えられる

一つお願いがあります。

うつ病を克服された方は、今度はぜひ人の心を支え、人を助ける側に回っていただきたいと思います。

克服された方は、つらさや苦しさが痛いほどわかり、人の心の辛さが自分の実感でわかるから、社会貢献には最も向いていています。

さらに、『うつ』は、一度良くなっても再び繰り返し襲うことがありますが、人にかかわり、人の苦しみや悩みをわが身に受け止めることによって、自分にとっても大きなプラスがあるのです。

悩み苦しむ人と接することで、自分を客観的に見ることができるようになります。

さまざまな人たちの苦しみや悩みに触れて、自分を広く客観的に見ることが『うつ』になった人に

またとない成果をもたらします。

うつ病になった方は、ずっと自分の心の中だけをぎりぎりと深く追求して、それ以外に目を向けるゆとりすら持てなかったのです。自分の心の中だけを追求していっても、限りある答えしか見えないものです。

悩み苦しむ人に広くかかわってみると、自分の心の中だけで決め付けてきたことが、とても限られたものだということに気がつきます。「もうダメだ」「もう終わりだ」と自分で考えたことですら、「まだ軽いものだ」「もっと厳しい中でも強く生きられる」と感じることもあるでしょう。

悩み苦しみながら生き抜く多くの人の心に触れることにより、心の中に巣くっていた〝絶望〟や〝孤独〟は、二度と戻ってこない、はるかかなたに吹き飛んでしまうことでしょう。「もうダメだ」「もう終わりだ」と決めつけてしまいがちな心が、一段と広く解き放たれます。

さらに、『うつ』を克服した人は、前項で述べたように「修行を積んで生まれ変わった人」なのですから、生半可な宗教者よりもはるかに強く人を救えるのです。

人にかかわり、人を支えていくと、自分がどれだけ強くなっているかが本当によくわかります。それは、あなたにとって、とても大きな自信になってくるのではないでしょうか。

もちろん、社会貢献、ボランティアといってもいろいろなやり方、関わり方があります。

ここまでインターネットが発達した世の中ですから、ネットを使って悩む人たちの相談に乗ることも大きな貢献のひとつでしょう。自分でブログを開いて、『うつ』に苦しんだ自分の体験をつづり、『うつ』に苦しむ人たちとの間で共感と癒しの場を開いている方々もたくさんいます。

私の場合、前書を出した際に自分のメールアドレスを掲載しました。そのときは読者の方々からいろいろな悩みがメールで寄せられ、それにお答えすることが大きな貢献になったと思っています。

そうした活動をすると、本当に自分がよく見えます。どれだけ強く優しくなれたかが本当によくわかります。もちろん、自分の限界もわかりますから、もっと強くなるためにどうすればよいかも考えます。

ぜひ、時間の許す範囲で、一歩でも社会貢献を進めていただければと願うしだいです。

第3章

苦しむ中から深い思索が生まれる

『うつ』を治すとは、あなたの抱えた問題を解決すること

どんな仕事でもそうですが、困難な仕事であればあるほど深く考えなければ解決できません。

難しい仕事には、簡単には解決できない、いくつもの厄介な問題が必ず含まれています。考えに考えて、もつれた糸を解きほぐし、困難な問題を一つずつ処理していかないと、成果は得られません。

しかし、一般の人にとって、それほど深く考える習慣はないでしょう。徹底的に深く考えなくてはいけないとわかっていても、なかなか思考に集中できないものだからです。「まあ、いいや」「この程度にしておこう」と深く掘り下げずに思考を停止してしまいます。

ところがうつ病にかかりやすい人にとって、「まあ、いいや」「この程度にしておこう」は通用しません。どれだけ心を痛めようと、生き延びるためには徹底的に考え抜かなければならないのです。

そうした、「徹底的に考える訓練」の成果はバカになりません。「深くものを考える技術」の習得は、天性の素質ではなく訓練によって磨かれるものだからです。

学生時代に試験試験と追いこまれないと勉強しなかった人たちには、「考えろと言われてもさあ、強制されないとなかなか考えるものじゃあないよね」と、共感できるのではないでしょうか？

すごく難しい、答の見えにくい問題でも、必死に取り組み、とことん答が出るまで考える訓練は、『うつ』をくぐり抜けた人に大きな潜在能力を与えています。

もちろん、完全に良くなりきっていないときに、何事であれ深く考えるのは禁物です。治りきっていないときに深く考えると、傷ついた心がふたたび深く暗い闇にあなたを引きずり込もうとします。その原因となった「こだわり」が心に少しでも残っていると、それが再びうずきだし、あなたの心を後ろ向きに引きずります。

深く考えても良いのは、症状が完治し、あなたの心を縛ってきた「こだわり」が吹き飛んでいったとき。それからのことです。

心の中での「問題解決法」

さて、せっかく「問題の解決法」について少し触れてきましたので、もうちょっと、「心の中の問題解決法」を探ってみましょう。

社員教育で繰り返して言われますが、問題を解決するということは、問題が起きる原因を見つけることにほかなりません。問題が起きる原因がわかれば、解決の方法が見えてきます。

でも、問題が起きる原因が見えないと、どう解決すればよいのか、その答は出ません。ただ、当てもなく、やみくもにあがくだけです。

こう書くと、どこかで聞いたような記憶がありませんか。

ここまで読み進んでいただいた方は、「なんだ、うつ病と同じじゃないか」と思うのではないでしょうか。

うつ病も、心を絶望と孤独に追いやる問題の原因が見えないと、克服できません。心の中に深く根をおろし、あなたの心を激しくゆさぶる問題の原因がわかり、それを振り払う方法が見えれば、それは退散していきます。

うつ病になると、好むと好まざるとに関わらず、一生懸命に問題解決法に取り組んでいるのです。

それは、とても難しいことです。仕事の上での問題ならば、誰かがアドバイスしてくれるかもしれません。資料や文献を読むと、解決のヒントが書いてあるかもしれません。でも、うつ病の場合は、誰もあなたの心の中をのぞきこんで、「問題はこれだよ」と、問題の原因をズバリ教えてくれるわけではないのです。

一人で苦しみ悩むから「問題解決法」が身につく

たしかに、うつ病の場合でもアドバイスをしてくれる人はいます。

精神科医や心理カウンセラーが、人の心の中に巣くい、心をゆさぶる問題を見つけて、問題の原因を教え、問題を解決するアドバイスをしてくれます。

でも、人のアドバイスを聞いて、「はい、わかりました。こだわるのはもうやめます」「よくわかりました、希望がわいてきました」とすぐに納得できるものではない。今まで、こだわりにこだわり抜いて心を痛めてきた原因は、人のアドバイスだけですぐに溶け去ってくれるものではありません。

アドバイスを受けながら、自分でも少しずつ問題を克服しようと努めるから、問題の根本が見えてくるのです。あれだけ苦しい病気になったのですから、得るものはたくさんあったはず。しかも、見抜くのが最も難しい自分の心の問題を見つめてきたのですから、成果はたくさんあったはず。その一つがあなたにとって問題解決訓練であることは間違いありません。

せっかくの訓練は実務でも生きるもの。うつ病が治ったら、その成果を実際のビジネスにも応用してみましょう。あなたは、「問題を見つけ」「問題の原因を見抜く」能力が研ぎ澄まされている自分に気がつかれることでしょう。

「失敗は成功の元」と言えるようになる

問題をすばやく見つけ、問題の解決法をすばやく組み立てる力がビジネスで大きく役に立つことは誰でもご存知のはずです。しかし、実務で役立つ力には、人の体験から導かれるもう一つの大きな力があることを忘れるわけにはいきません。

その力を、あえて「失敗力」と呼んでみましょう。

どんな仕事でも、最初から最後まで順調に進んで成功することはまずありません。いくつもの失敗を経て、その原因を一つずつ克服してやっと成功に至るのが普通です。

ここで大事なことは、「失敗を糧《かて》とする」こと。失敗には、問題の本質が隠れています。そして、これを究明すれば、問題の答えにたどり着けます。失敗とは、頭を抱えるものではなく、成功への大事な一里塚なのです。

文字通り「失敗は成功の元」にするためには、失敗を素直に謙虚に受け止めることが大事です。やけになったり、いじけたりせずに、失敗を貴重な体験としてありがたく受け止める気持ち……それがあれば「失敗は成功の元」になります。

ここでも、『うつ』体験と同じことが言えます。うつ病になってしまう原因は、たしかに成功とはいえません。自分にとって人生上の失敗と受け止めるのもあたり前でしょう。でも、この失敗には「大きな成功の元」が潜んでいることを忘れてはいけません。

自分の力の限界から、考え方、受け止め方の限界まで、いくつかの貴重な体験が学べたはずです。これを忘れず明日への糧とする人は、失敗を成功の元へと大きく切り替えられます。

同じ失敗を繰り返さない人が成功する人――あたり前のようですが、うつ病を乗り越えた人は、その体験が重いだけに、そして、もう二度とあんな思いを繰り返したくないと強く願うだけに、「失敗は成功の元」と胸をはって言える資格があるのです。

『うつ』をくぐり抜けた人は、人の心が見えるようになる

引きつづき、うつ病を乗り越えた人が深く考えられるようになるその根拠を見ていきましょう。

人の心の優しさが見える

ありがたいことに、うつ病を乗り越えた人には人の心がある程度読めるようになります。

うつ病になると、自分の本当の姿がわかるだけでなく、その人の周囲にいる人たちの本当の心がわかります。

『うつ』のさなかでは、心からのいたわりと愛情をかけて接してくれる人と、見放し突き放してしまう人との差がくっきり出ます。

うつ病になると、人はとてもわがままになります。無理な要求を次々に周りの人に求め、それが受け入れられないと泣き叫ぶことさえあります。

そんな病気になった人に接する相手の姿勢で、相手の心はわかってしまいます。とても優しい人と、優しさを持てない人との違いは、『うつ』にかかった人への接し方一つでわかります。

心の優しい人は、忍耐強くあなたの言葉に耳を傾け、一生懸命に受け止めようとします。あなたがわがまま身勝手なことを言っても、決して怒らず、最後まであなたの話を優しく聞いてくれます。

でも、心の優しさを持てない人には、それができません。

もちろん、『うつ』のさなかではすべての記憶が鮮明に残ってはいませんが、周りの人たちがどのように対応してくれたかの記憶ははっきり残っています。心から「ありがたい」と感謝できる人の言葉や優しさはずっと残っているはずです。

自分の心を読みきると、人の心まで読めるようになる

不思議なもので、相手の人間的な本質は、自分が素のまま、裸の自分をさらけ出して向き合うと、

はっきりわかるものです。自分が子供のように無力になったとき。子供のようにわがままで身勝手な要求を出したとき、それに対応する相手の姿勢に、相手の心の優しさや、優しくなれない心の限界まですべてが映し出されます。

人の本当の姿を見る――こんな得がたい体験は、またとありません。これも、苦しい病を通じて得る大きな成果の一つと言えるでしょう。

さらに、若干僭越に聞こえるかもしれませんが、「自分の心を読みきると、人の心まで読める力が備わる」ことも忘れてはなりません。

「問題に突き当たると心はこう動く」「問題を解決しようとして心はこのように考える」「でも、心の中のこだわりが、心を後ろ向きに引きずる」……こうした心の動きは、『うつ』を経てきた人であれば誰もが実感として理解できるものです。

こんな心の動きが実感でわかると、他者の心の動きにも気がつくようになれるのです。

「あっ、今、動揺しているな」「今、問題を抱えているな」「一生懸命に解決しようとしているが、まだこだわりがあるな」などの心の動きが外からでも見えるようになります。

自分でもそうだったから、つらそうな顔や苦しんでいる顔から心の変化が垣間見えるわけです。

もちろん、人の心の動きがすべて見えるものではありませんが、相手の顔をよく見て、相手の心に触れようと思うと、人の心の動きはかなり透けて見えてきます。

『うつ』を経験された方は、せっかくのつらい体験で得たさまざまな成果をうまく活かしてみましょう。

苦悩の中から、人の心を打つ読み物が生まれる

どうすれば、そんな体験が生かせるのか、貴重な体験の活かし方を、いろいろな角度から考えて見ます。例を挙げれば、こんな体験を一番活かしてきたのが、作家の人たちと言えるでしょう。

この項で書いたような、

- 問題の本質を鋭く暴く
- 人の心の内面を描ききる
- 人の心の動きを臨場感豊かに表す

こうした能力などは、作家としての素質そのものです。

東西の有名な作家の中でも、アーネストヘミングウェイや太宰治がうつ病だったことは広く知られています。

作家だって人の子、最初から大天才に生まれついたものではありません。彼等の書いたものを読むと、人生に悩み苦しんだ中から、人の心を打つ読み物を生み出してきた軌跡が読み取れます。

人の心に響く本、物事の本質をきっぱりと暴く本を書ける人は、大なり小なり自分との戦いを経てきた人です。そうした人が、苦悩の中から得てきた成果をどう活かしてきたかが、その本の中ににじんでいます。それが、『うつ』から得た貴重な成果を生かすヒントになるはずです。

プロの作家にまではならなくても、うつ病を経てきた人の中にしっかり残った貴重な体験は、どんなビジネスの中でも必ず活かされるものです。

当然、コンサルタントやアドバイザーなどの仕事には、人の心を読む能力が即、活きてきます。教師や医師なども、それこそ一度、うつ病を体験してからその職についてほしいと言いたいくらいです。

人の心をつかむリーダーシップにも、もちろんその能力がいかんなく発揮できるでしょう。さらには、難しい問題を発見し解決する創造的な事業企画まで、『うつ』の中で得た貴重な体験は必ず生かされてきます。

ぜひ、あなたが得た貴重な成果を、あなたの中でもう一度見返してみてください

『うつ』になった人は、社会に貢献する仕事ができる

うつ病が治ったとき、一番はじめに感じることは、「あ〜、生きてるな」「生きてて良かったなあ〜」という思い。と同時に、病気のさなかで支えてくれた人たちに対する熱い感謝の思いが続きます。心から「ありがとう」と思う気持ちがわいてきます。

『うつ』にかかった人たちは、一番つらいさなかに支えてくれた人たちへのありがたみが身に染みてわかります。こうした気持ちは、しっかりと心の底に書き込まれます。

その思いが、『うつ』になった人の背中を力強く押してくれます。「自分も支えてもらったから、元気になったら自分でも支える立場に立とう」と。

人に対する「感謝と貢献」の思いがビジネスに反映すれば、ここでも大きな成果が見えてくるでしょう。

成功するビジネスとは、「皆に感謝されるビジネス」であり「社会に貢献するビジネス」です。自

分だけが儲かり、自分ひとりだけが満足するビジネスはいつか壁に突き当たります。一時はうまくいったかのように見えても、どこかであきられ、人々に背を向けられます。

でも、人々が喜び、ありがたいと思うような商品やサービスを考え、提供する仕事は必ず好意的に受け止められます。便利になったねえ、楽になったねえ、面白いねえと人々が積極的に受け入れてくれる商品やサービスは、息の長いビジネスになります。

いつも、「感謝と貢献」を考えて仕事ができる人は、自分にも会社にも利益を生み出すだけでなく、社会にも大きな利益を与えられるのです。

そこで、『うつ』が良くなってきたら、少しずつ「感謝と貢献」を自分の人生にどう活かすかを考えてみましょう。今までと視点が違う、発想ががらっと異なる大きな仕事ができますよ。

心の悩みを率直に打ち明けられる場を作ろう

うつ病を体験した人の得てきた貴重な成果は、また違った面で社会貢献に活かされます。

うつ病を体験した人は、筆舌に尽くしがたいほどの「悩み」を味わいました。でも「悩み」を徹底的に追い求めると、大きな社会貢献ができる可能性が見えてきます。

うつ病になった人にはよくおわかりいただけるものと思いますが、世の中には「悩み」を打ち明けられる場がとても少ないことに気がつきます。「悩み」を打ち明けられる場があったとしても、解決に向けた最適なアドバイスを得られる可能性はとても少ないのです。

もちろん、「いのちの電話」とか、「うつ病の患者を支える家族の会」など、「悩み」を抱える人たちのために献身的な活動を進めている団体がありますが、まだまだ絶対的な数は足りません。

実際に、人の「悩み」に耳を傾け、人の「悩み」に誠心誠意こたえようとすると、時間もとられるし、すごく大変なことです。

さらに、深い悩みや苦しみを経たことがなく、形だけの資格でカウンセリングをしている人では、その苦しさはなかなか理解できません。勇気を持って相談した人が、かえって絶望してしまうこともありえます。

だからこそ、実際に苦しみ悩んだ人たちが貢献できる場、自分自身の痛みとしてわかっているからこそ他者に心から貢献できる場は、今、全国で求められていると思います。

ストレスばかりが激しく、成人の十五人に一人がうつ病を体験すると言われる時代に、苦しみと悩みを克服してきた人たちの体験とアドバイスが何よりも求められているのではないでしょうか。

回復期には、生きる意味と価値がくっきり見えてくる

うつ病が回復期にはいると、「生きる意味と生きる価値」が身に染みて感じられます。「生きる意味と生きる価値」を追い求めると、ここでも社会貢献できる可能性が見えてきます。あるいは、世のため人のために役立つ新たなビジネスが見えてきます。

世の中を見ると、まだまだ「生きる意味と生きる価値」が見出せず悩んでいる多くの人たちの姿が見えてくるではありませんか。

たとえば、今問題になっている「子供たちの引きこもり」もそうです。

就職せず、定職につかない「ニート」と呼ばれる人たちも、仕事に「生きる意味と生きる価値」が見出せないことが、定職につけない一つの根拠になっているのでしょう。

不登校もそうです。学校や勉強に「生きる意味と生きる価値」を見出せなければ、家に閉じこもるか、盛り場でたむろするかという、後ろ向きの道を選択せざるをえません。

そんな気持ちもわからないではありません。もっと言ってしまえば、引きこもりはうつ病の一つの症状と言ってもよいかもしれません。

こうした「生きる意味と生きる価値」を失った人たちに、どんな言葉が一番響くか、それを経験した人は一番よくわかっています。どんな関わり方をすれば、「生きる意味と生きる価値」を伝えられるかも知っています。

たとえば、仕事に生きがいを感じられなくなってしまった人には、仕事を失う不安からうつ病に至った人たちの貴重な体験を聞かせてあげたいものです。

もちろん、いったん絶望と孤独が消えた後には、「生きる意味と生きる価値」がキラキラと輝いて見えることも伝えられればベストです。

ここに挙げた例は、ほんの一例です。

心がぼろぼろになるまで苦しんだ人、心の弱さをいやというほど知った人には、つらさや苦しさを体験したことのない人とは全然違う世界が見えてきます。ひょっとすると、そこに見えた世界こそ、あなたの苦しんだ体験が活かせる領域かもしれません。

『うつ』になった人の貴重な体験、そして、それが回復してきたときにつかみ取った「生きる意味と生きる価値」の重さを、ぜひとも生きがいのために活かしていただきたいものです。

回復期には強いパワーがわき起こる

『うつ』の回復が進むと、「生きる意味と生きる価値」に引き続き、体中にパワーがみなぎる気持ちを覚えるときがあります。「欝」の反対側にある、一種の「躁状態」を感じるときすらあります。

うまくこの感覚を説明するために、音楽を例に引きましょう。

チャイコフスキーの「交響曲第一番」。この曲をお聞きになったことがあるでしょうか?

この曲を聴くと、治りはじめて、やっと不安なく外出できたときを思い起こします。明るい日差しの下を歩いて「生きてるなあ」と心から感じたときの思いがよみがえります。

月並みな言葉に聞こえてしまうかもしれませんが、この曲は、体中にみなぎる「生の喜び」が凝縮した曲に響きます。

ちょっとでも心の苦しさやつらさを感じた経験がある方は、ぜひお聞きになることをお奨めします。きっと、このリズムが心に伝わりますよ。

心と心を伝えるコミュニケーションがわかる

そんな、人の心に伝える言葉やリズムはとても大切です。人と人がコミュニケーションを持とうとすれば、何らかの共通項が必要です。もちろん、それは言葉だけではなく、チャイコフスキーの交響曲のような優れたリズムかもしれません。また詩や演劇、そして絵画のような他の分野の芸術かもしれません。

一度『うつ』の症状に陥った人は、人の心に伝えるコミュニケーションの大切さを誰よりもよくわかっています。自分の心の苦しさを周りの人にわかってもらうためにどれほど苦労したかをよく知っているからです。

心の中の悩みや苦しみ、そしてつらさが相手に伝わるだけで、人は救われることがあります。たとえば、ネットの中で、あるいは書店でふと手にした書籍の中につづられた悩みや苦しみをうたう詩にふれたとき、「苦しいのは自分だけじゃない」「もっとつらい苦しい人もいるじゃないか」「つらさを持ちながらも克服できるんだ」との励ましや癒しを感じ取ることがあります。人の心に伝えるコミュニケーションの価値はここにあります。

ちなみに、このチャイコフスキーもやはり、うつ病の体験者であったと言われています。

もちろん、古今の大芸術家のレベルでコミュニケーションを生み出す必要などまったくありません。自分の言葉でつづった「苦しみ」と、それを克服した「喜び」をインターネットサイトで見つめるだけでも、十分にコミュニケーションの役が果たせます。

コミュニケーションづくりとは、けっして「かっこいい」伝え方をすることではありません。『うつ』になった人がくどいほどわかっているように、かっこよくなくてもいいから、素直に率直に相手の心に通じる伝え方を心がけることです。

コミュニケーションづくりをあなたの生きがいにどう活かすか考えると、生活にも仕事にも張りが出てくるはずです。コミュニケーションづくりを考えながら仕事をすると、会社内での人間関係や、上司や部下との関わり方もすごく違ってくるのではないでしょうか。

巧みに「生の喜び」を伝えられる

あえてもう一つ、うつ病を克服した大芸術家のケースを取り上げてみましょう。

この章では、症状が治りはじめると、心の中に明るい日差しが差し込んできたような思いがすると繰り返し書きましたが、そんな思いを絵につづり、人々に「生の喜び」を指し示してくれた芸術家がいます。

ヴィンセント・ファン・ゴッホがその人です。彼の描く絵には、とても暗い絵とその反対に光り輝く景色を題材として描く、あふれんばかりの明るさに満ちた絵があります。

そんな絵を描ける人が、どうしようもない苦しみに襲われ、自分の耳を切ったという話を人は知っていますす。そんな経験があったのに、それでも生の喜びにあふれた絵が描ける。この話は大きな励ましになりませんか……。

詩や絵や音楽など、コミュニケーションはさまざまな形をとって人に思いを伝え、運んでくれますが、こうした表現手段や方法を、ささやかでもいいから自分でも持てれば、大きな成果が得られるものです。

『うつ』をくぐった人は、リーダーシップも巧み

そんなコミュニケーション手段を仕事の場で活かすとどうなるでしょう。これを考えるのも『うつ』

の成果を活かす一つの方法かもしれません。

たとえば、月並みな言葉に聞こえるかもしれませんが、「やろうぜ」と人を引っ張るリーダーシップも、人がかもし出す演出の一つと見ることができます。ある種の芸術的な要素がここには求められます。

つまらない顔で、ぼそぼそと「やろうぜ」とつぶやいても、人には伝わりません。皆の心に「よし、やろう」と伝染するパワーは、その人の立ち居振る舞いすべてからにじみ出るパワーでしょう。

そこには、決意あふれるパワーとともに、みなぎる優しさも伴っていたいものです。

『うつ』が治った人は、そんなパワーと優しさを感じていたはずです。

『うつ』にかかった人は、病気の間、周りの人の温かい支えの中に、「あなたの心を絶対に支えよう」とする強いパワーを感じたはず。あなたの周りの人は、心の中では涙しても、顔には見せずに一生懸命にあなたを支えてくれたはずです。

同じように、回復した後には、あなたは自分が感じた以上のパワーを周囲の人に注ぎ与えられるはずです。

そんな成果も、ぜひご自分で確かめていただきたいと思います。

孤独に負けなかったから、強い指導力が引き出される

奴隷解放運動に身をささげ、最後は暴漢の凶弾に倒れたアメリカの南北戦争当時の大統領エイブラハム・リンカーンもまた、うつ病だったといわれています。

歴史の授業で習ったように、南北戦争とは、奴隷の解放を主張する北部の州と、綿花畑で働かせるために奴隷の労働力を必要とする南部諸州との間で戦われた、国を二分する激しい内戦でした。

一つの国の内部が真っ二つに分かれ、同じ国民同士が戦うわけですから、リーダーの苦悩は並大抵のものではありません。どちらが勝っても負けても、幾世代にもわたる深い恨みが国の中に残ります。それでも、信念や理想のためには、誰が反対しようと万難を排して戦う……。そんな強いリーダーシップがどこから生まれるかを知ることは深い意味があります。

こんな具合に歴史をひもといて、過去の出来事を振り返ると、うつ病の中で得た貴重な体験が生き

てくるのです。

過去の人物と照らし合わせると、『うつ』を経てきた人が力強い仕事を成し遂げてきた歴史がくっきりと見えます。

「うつ病になる人は弱い人だ」なんて偏見はとんでもない。仕事をこなすうえで一番大事な素質とされている決断力や強いリーダーシップも、『うつ』をくぐった人には必ず備わっているはずです。

これまでを振り返って、その中でつかんだものを自分の力として確認してみましょう。苦しくつらい体験をしたからこそ、身についたものがそれ以上に大きい事を知ると、大きな自信が生まれます。

「『うつ』になった人は成功する」と胸を張って言える自信がはっきり見えるはずです。

第4章

『うつ』かな、と思ったときに

——心の強さを取り戻すための七か条

自分は『うつ』かな、と思ったとき

『うつ』のことを少しでも知っていれば、心のショックは少ない

この章では、「ひょっとすると自分は『うつ』かな」と思ったときに、動揺せず、強い気持ちで切り抜けるための心がまえを語ります。

はじめてうつ病になったときは、誰でも激しく動揺するのはあたり前です。この本のはじめに、『うつ』は心の地震」だと書きましたが、自分の心がゆれ動いてしまうのがうつ病なのですから、動揺するのは当然です。

でも、そのことを多少でも知っていると、いざ、そうなってもショックは少ないと言えるでしょう。まったく知らずに突然心のゆれに見舞われることから比べれば、はるかにショックは少ないと思います。

私の場合も、激しい『うつ』に襲われるまで、うつ病に対する知識はありませんでした。「うつ病」という病気があることは知っていましたが、それ以上の知識はまったくないのですから、自分の心が突然自分でコントロールできなくなったときの恐怖はすさまじいものでした。

「自分がこれからどうなってしまうのだろう」「自分の心がばらばらになって壊れてしまうのではないか」という恐怖とショックが、症状をますます深くしていったのかもしれません。

今だからこそ言えるのですが、うつ病に対する予備知識を少しでも持っていれば、あれほど恐怖に震えなくても済んだのではないかと思っています。まったくわからない病気はとても怖いものですが、病気のことを少しでも知っていて、それが治る病気であり、治し方もある、と知っていれば、病気に対する恐怖心はいちじるしく軽くなります。

たとえば、熱があっても、これはただの風邪だからしばらく寝ていれば治ると知っていれば、ほとんど不安はありません。おなかの具合が悪いときでも、これは食中毒だから薬を飲んでいればまもなく治ると知っていれば、不安はありません。

でも、体が震えるような高熱が何日も続き、原因がわからなければ激しい不安に襲われます。「大丈夫だろうか？」「治るのだろうか？」と不安が心をよぎります。

病気に対する知識があるかないかは、いざ、病気になったときの不安に大きく影響してくるのはあたり前。ましてや今までまったく経験したことのない自分の心のゆれですから、「自分はどうなってしまうのだろう」とすさまじい不安を持つのは当然です。

予備知識が少しでもあれば、激しい『うつ』は防げる

それに、うつ病という病気のことを少しでも知っていれば、無理に無理を重ねて心のコントロールを完全に失う前に、自分の心をちょっと振り返って、少し心を休めることができたのではないかと感じています。

激しい『うつ』は、ある日突然襲ってきますが、その予兆や前兆は間違いなくありますから、予備知識さえあれば、激しい『うつ』はある程度防げます。その意味で、日ごろストレスを感じておられる方は、その予兆や前兆を多少でも知っておくべきではないかと思います。

今、この時代は、どんな仕事をしていても、どんな生活をしていても激しいストレスと無縁ではない

られません。成人の十五人に一人が『うつ』を体験していると言われるストレス社会です。よほど無神経で鈍感な人でない限り、うつ病になる可能性は否定できません。うつ病は誰でもなりうる病気なのですから。

これまでの各章で『うつ』を引き起こす原因と、うつ病に至る心の動きについて説明をしてきました。そこで、この章では引き続き、心がつらいなと感じる人、心が苦しいなと感じる人向けに、「ひょっとすると『うつ』かなと思ったとき」をまとめてみます。

ひょっとすると自分は軽い『うつ』かなと思った方は、ぜひセルフチェックしてみてください。もちろん、『うつ』だと自己評価してもあわてる必要はまったくありません。早く気がつけば気がつくほど心のダメージは軽いのです。早く気がつけば気がつくほど、心のコントロールを取り戻す作業が楽になります。

自分でも激しい『うつ』をわずらったからよくわかります。ストレスがまだ軽いうちに少しでも心を休めておけばよかったと……。

自分の心だから自分で取り戻す方法がある

「ひょっとすると自分は『うつ』かな」と思ったときには、自分の心を失わず、心の強さを取り戻す何らかの方法が欲しいと思います。自分の心だからこそ、人頼みにせず、少しずつ自分でコントロールを取り戻す方法があるはずです。

もちろん、私がそうであったような、激しい『うつ』の場合は、悠長なことは言っていられません。自分の心を少しでもコントロールできるように取り返すなどと言っていられるような状態ではないわけですから。一刻も早く医者に頼り、診断を受けるしかないでしょう。

抗うつ薬はとてもよく効きますから、激しい症状を抑えることができます。まずは、激しい症状を抑えるのが何よりも優先されます。

しかし、一挙に激しい症状にならない軽い『うつ』の場合、カウンセリングや抗うつ薬も必要ですが、同時に、自分で自分の心を振り返り、そのコントロールを取り戻す作業も必要になってきます。この作業を〝心のリハビリ〟と呼んでもいいかもしれません。

症状が快方に向かって、強い不安や激しい心のゆれが鎮まったら、〝心のリハビリ〟を少しずつ試してみてください。

「心のリハビリ」は無理をしないことが鉄則

ただし、体の病気のリハビリでも同様に、病気が治りきっていないのに急激なトレーニングをはじめればかえって体を悪くするのはあたり前です。自分の心の調子に合わせて少しずつリハビリをはじめないと危険ですから、医者やカウンセラーと相談しながら一歩ずつ進めてみてください。

また、「リハビリなんだから、決して無理をしない」という基本ルールも、踏まえておきましょう。うつ病になりやすい人は、自分の心にも無理を強いてしまいがちの人です。一刻も早く良くなろうとして無理に無理を重ねれば、かえって心に負担をかけてしまいます。それではせっかく安らいできた心に鞭を打つようなものです。

それに、リハビリさえうまくできないと感じてしまうと、「できない自分」を見てしまい、かえって悪化させることになりかねません。

心のリハビリの原則は、あくまでも、「ゆっくり、自然に、無理をせず」です。

大事な大事な自分の心なのですから、ゆっくりいたわりながら進めましょう。そう思うことも大事なリハビリの一つなのですから……。

まず、セルフチェックポイントを見てみよう

『うつ』を自分で見抜く「セルフチェックポイント」

それでは、『うつ』を自分で見抜くセルフチェックポイントを掲げます。
次のような心の状態があるかどうかを自己点検してみましょう。

・心の疲れが抜けない
・不安が長続きする
・何をしていても頭の中から問題が離れない
・自分を責める
・よく眠れない
・何かをやろうとしても体が動かない

――こうした心の状態が『うつ』の予兆として挙げられます。

「心の疲れ」がいつまでも抜けないとき

仕事をしていても、家庭生活でも、学校に通っていても、疲れることはたくさんあります。一日の仕事が終わって「ああ疲れた」と思わずぼやく人もたくさんいます。でも、通常どんなに忙しくても、一晩ぐっすり寝られさえすれば、翌朝にはおおむね疲れは抜けてくれます。多少の疲れは残っていたとしても、熟睡できればさわやかな爽快感を感じられるはずです。

ところが『うつ』の疲れが普通の疲れと違うところは、その疲れがいつまでも心に残り、心の中から抜けないことです。これが、『うつ』を発見する最初のチェックポイントになります。

心の疲れがいつまでも続くとはどういうことでしょうか――。

心の疲れと体の疲れの違いは、自分でわかります。

体の疲労は、普通「早く休みたい」「風呂に入ってぐっすり寝たい」「力がつくうまいものをバリバリ食べたい」「冷えたビールを一気に飲みたい」等の生理的な欲求として表われます。ところが心の疲れは、「何々をしたい」という生理的な欲求ではなく、「もういやだなあ」「何とか逃げたいなあ」といった後ろ向きの感覚で表われます。

言いかえれば、心の中にあるいやなものを拒否するとか、心の中に巣くういやなことから逃避したいといった感覚です。心の疲れが深いときには「疲れをとるために何かをしたい」という生理的欲求すら生じてこなくなります。「何かをしたい」といった欲求さえ浮かばないのが、『うつ』の前兆特有の「心の疲れ」です。

こんな感覚がずっと続くと、つい独り言で「もういやだ」「もうごめんだ」とつぶやいていることがあるかもしれません。そんな感覚を覚えたら、心の疲れは相当深く溜まっている証拠です。

不安が長続きするとき

これも、自分で感覚的にわかります。

不安の原因は人によってさまざまでしょうが、不安がいつまでも心の中に溜まっていると、いやなことや悪いことばかりを想像するようになります。良い思い出や楽しいことは心の中から追い出され、いやなことや悪い想像ばかりが心の中を占めるようになってきます。

もう少しストレスが溜まると、何を考えても悪い方へ悪い方へと考えてしまい、明るい希望や夢が消えてきます。何を考えても、いやなことや悪い想像ばかりが浮かぶ心は、不安で占められるようになってきます。

心の中は明るさが失われ、何を考えても重く暗い思いで埋めつくされます。人によってそれぞれ受ける感覚は違うかもしれませんが、私の場合は、暗い雲でずっと心の隅まで覆われて、希望の明るい日差しがまったく差し込まない……、そんな感覚でした。心が重いなあという気持ちは、心の中をずっと覆う薄暗い闇の感覚と同じではないかなと思います。

そんな自分の心に対し、「いやだ」「いやだ」と独りでつぶやく自分を感じたら、不安が心の中に深く根づいていると自覚してください。

ストレスがさらに蓄積すると、とりとめのない「不安」がいつも湧き起こるようになります。頭の中から「不安」「不安」「不安」という言葉がいつも聞こえてくると言った人もいます。少しでも、明るく楽しいことを考えようとしても、すぐに「不安」という黒雲が湧き出て心の中を覆いつくしてしまうといった感覚です。

心の中を「不安」が占める、心の中にいつも「不安」が湧き起こる、そんな感覚を少しでも覚えたら、迷わず医師の診断を受けてください。

何をしていても頭の中から問題が離れないとき

人がうつ病になりはじめるとき、それを引き起こす原因となる何らかの問題が心の中に根づき、心をゆさぶりはじめます。

その人は、何とか問題を解決しようとして一生懸命に考えます。でも、どうしてもうまくいかない、どうやっても問題が解決できない、という結論しか出てこないと、心の中は絶望が占拠します。

それでもなお、なんとか問題を解決しようとして一生懸命に取り組むから、頭の中は直面する問題で一杯になっています。

そんな心の状態の人は、どう見えるでしょうか。

たとえば、

・食事中でもぼーっとしている

・家族が話しかけても上の空で生返事しかしない

・下を向いてぶつぶつ言うようになる

などの症状が表われます。

そんな自分を自覚したら、待ったなしで診断を受けるべきです。心が直面する問題に深く占有され、心のコントロールが失われている前兆です。

そんな心の状態では、「何々をしたい」といった日常的な生理的欲求もなくなってきます。美味しいものを食べたい。ゆっくりお風呂に入りたい。くつろいで晩酌を味わいたいといった欲求もなくなり、セックスの欲求もなくなってくるでしょう。心配した家族がご馳走をつくってくれても、それを「美味しい」とすら感じ取れなくなっているかもしれません。

心が問題に占有されてゆれ動きはじめていますから、本を読むのが好きな人でも本など読もうとさえ思いません。新聞やテレビも見ようとさえ思いません。

俗っぽい表現になってしまうかもしれませんが、心の中に問題がエイリアンのように住み着き、心をとらえて離さない……そんな感覚を覚えるのではないでしょうか。

問題に心をとらわれていますから、愛する家族が目の前にいて話しかけてきても、心は集中できません。ニコッと笑って相手にこたえるゆとりがありません。可愛い子供をひざに抱いて語りかけるという、そんな自然な愛情表現もできなくなってしまうことがあります。

問題が心に深く住み着き、すべての心が問題にとらわれてしまい、心のコントロールがなくなりつつある……。こんな状態は明らかに「心の赤信号」です。黄色信号ではなく、赤信号だということをご自身でも踏まえてください。

自分を責めるようになったとき

ストレスがより深く心に蓄積すると、その人は無意識のうちに自分の心を自分で責めはじめるようになってきます。

その人が抱えている問題を、その人は何とか解決しようと一生懸命に考え、一生懸命に取り組んできました。でも、どれだけ考えても解決できないと、どうしても問題を解決できない「無力で情けない自分」に追及の矛先が向けられてしまいます。

いい加減でアバウトな人の場合は、自分の責任追及などしないのでしょうが、『うつ』にかかりやすい人は責任感が強く律儀な人が多いのです。

どうしても解決できない問題があり、しかもどうしても解決しなければならない重要な問題に突き当たっているとき、どうしても「できない原因」を自分に向け、自分の心に突きつけてしまうのです。

そこまで突き詰めた心の状態は、どのように表われるのでしょうか。

心の中が、直面する問題でいっぱいに占められ、ほかに何を考えるゆとりがなく、しかも「できない」「ダメだ」という答えしか出てこなくなったとき、その人はつい独り言で「ダメだ」とつぶやいています。

そして、独りで「申し訳ない」「すまない」とつぶやきはじめるでしょう。

「申し訳ない」「すまない」は、問題を解決できない自分に対する責め言葉であり、問題を与えてきた人たちに対するお詫びの言葉であり、最後に、自分の責任で支えなければならない家族に対するお詫びなのです。

「申し訳ない」「すまない」とぼそぼそ言うようになった場合は、危険な「心の赤信号」です。心のコントロールがすでに失われてしまい、自分ひとりの力では心のコントロールを取り戻せない段階にまで病が進んでいます。

もしも、そんな感覚を少しでも持っていると感じたら、すみやかに専門医をたずね、疲れた心を落ち着かせてくれる薬を処方してもらいましょう。

うつ病の薬は、疲れた心にとてもよく効きます。疲れた心を休めてくれます。

一生懸命に考え、一生懸命に取り組んだのですから、心が疲れるのはあたり前です。

まず、ちょっと心を休めましょう。心が疲れたままではいい知恵さえ浮かびません。あなたがこれから、もう少し頑張るためにも、疲れたあなたの心をちょっとだけ休ませてあげましょう。

そうすれば、疲れは取れます。ささやかな明るい希望も見えてきます。それから、また考え、再び頑張れば大丈夫です。

少しでもいいですから、そんないたわりを自分の心に与えてください。すると、とても楽になれます。

よく眠れないと感じるとき

うつ病が少しずつ進行していくと、確実に安眠が奪われてきます。

その理由は、心の中に深く問題が根づき、心のすべての領域を問題がおおいつくすために、あなたの心に安らぎを許してくれないからです。

『うつ』の引き金となる、「喪失の不安」「絶望」「孤独」が心の中を占有しはじめると、寝ていても悪い夢を見たりします。体も心も疲れて熟睡したいのに、頭の中だけがさめている感覚を覚え、いやなことばかりが渦を巻いているような感覚になります。

少しうとうとしても、すぐに暗い不安が次々と襲ってくるので、とても安眠などできません。いやでも考えざるを得ないような問題が浮かび上がってくるので、とても寝つけません。

心のコントロールが失われてくると、こうした悪夢を自分で振り払うことができなくなります。忘れよう、もう寝ようということができなくなるのが、うつ病のはじまりです。熟睡できない。安眠できない。このつらさは耐えがたいものです。疲れた心や体をさらに激しく消耗させます。そこから逃れるために、抗うつ薬を早めに飲めば、悪夢を見ずに楽に眠れるようになります。これは助かります。熟睡できるだけで「救われた」と思うほどです。

眠れないつらさを感じたら、やはりすぐに診断を受けましょう。

何かをやろうとしても体が動かないとき

心のコントロールが次第に失われていくと、その影響は心だけでなく、体にも表われてきます。

普段だったらなんでもないことが、すごく億劫《おっくう》になります。『うつ』になりやすい人はまめな人が多く、自分の部屋の片づけなどきちんとやらねば気がすまない人が多いのですが、そんな人ですら掃除などしたくもなくなります。

普通の状態だったらなんでもない、家事や育児がとてもつらくなるのが『うつ』です。『うつ』になると生理的欲求がなくなってきますから、「何かをしたいと思わない」と、この項の初めに書きました。食欲とか性欲といった、基本的な欲求すら失われてくるのですから、ましてやそれ以外の動作は面倒になってくるのです。

「面倒だ」という感覚ではなく、「何かをやろうとも考えられない」「何かをしたいという意欲すらまったくない」という感覚が一番近いように思われます。

仕事でも、家事でも、育児でもまったく体がついていかないのですから、もちろんスポーツなどをしようとする意識すら消え去ります。心が深く重い問題に占有されてしまっているから、体が動かなくなってくると見てよいでしょう。普段はまめな人は、何かをする意欲がなくなってきたとき、心のコントロールが確実に失われてきた兆候と自覚してください。

何もする意欲もないと感じるとき、同時に、「注意力が散漫になっている」と感じることもあります。心が直面する問題に占有されてしまっていると、確実に注意力が落ちてきます。

重い問題が心にのしかかっていれば、いつもそればかりを考えてしまい、他のことに対する注意は当然おろそかになります。それが、仕事のミスにつながった場合は、ますます心の負担は重くなります。そして、より自分を責めるという悪循環につながりかねません。

だからこそ、何もできず、何も考えられなくなるくらいに、心の中が一杯になってしまっていると感じたら、かなり危険な状態と自覚してください。この心の状態を解きほぐしてあげないと、さらに自分を追いこんでしまいます。早く、専門医の診断を受けなくてはいけない状態に違いありません。

早く見つかれば、心のダメージは軽く済む

ここに書いたような症状を自覚したら、迷わず専門医の診断を受けましょう。うつ病になっていなかったとしても、そこにいたる深いストレスが溜まっているはずです。

早くストレスが見つかれば見つかるほど心のダメージは軽くて済みます。深く心が傷ついて激しい心のゆれに見舞われるのはとても苦しいものです。

自分でもそうした経験をしたからあえて言うのですが、ちょっとでもおかしいと思ったら迷わず診断を受けるべきです。後で苦しむより、ずっとずっと楽なことですから。

そして、ここに載せたような症状以外でも予兆や前兆はありえます。少しでも心の状態がおかしい、いつもと違うと思ったら、必ずご自身の心の点検を行ない、専門家の診断を受けることをお奨めします。

心のリハビリを進めよう

さて、自己診断をしたうえで、ひょっとすると自分はうつ病かもしれないと思ったときの自己対処法はあるのでしょうか？

心のダメージが深いときには専門医やカウンセラーのアドバイスと処方が最優先ですが、痛んだ心は自分の心ですから、良くなってきたときに自分で少しずつ心を回復させるリハビリも可能です。

心のリハビリの秘訣を、七か条にまとめてみました。

このプロセスが、失った自分の心のコントロールを取り戻す助けになるはずです。そして、心のリハビリは、『うつ』を通して自分の心を見つめることにもなります。

うつ病というせっかくの貴重な体験を、逆にプラスの体験として活かすために、自分の手にしっかり握っておいてほしい技術が心のリハビリです。

第三者による心のケアやサポートがうつ病にとって最も大事な薬であることは言うまでもありませんが、そうなったことをきっかけとして自分の心をあらためて見つめなおすことができれば、それが何よりの成果になるはずです。

一度は心のコントロールを失っても、その原因を自分でしっかりつかめれば、次は自分の心を前よりもさらにいっそう強くコントロールできるようになります。

たとえば悪いかもしれませんが、本当の地震と同じく、心のゆれを体験すると自分の心の強さも弱さもわかります。ゆれに対してもろい箇所もわかれば、激しくゆれても十分支えられる強い箇所もわかります。

ゆれにもろい箇所は、素直に自分の心の弱さとして受け入れ、少しずつ変えていって強さにします。ゆれに強い箇所は、自分の自信として受け止めます。

せっかくの貴重な体験を自分の財産とする作業は、やはり自分でやらねばならないことです。『うつ』が良くなってきたら、自分の心の様子を見ながら、少しずつ着実に心のリハビリを進めましょう。

心を取り戻すリハビリの手順

心を強く取り戻すリハビリの第一歩は、「自分を認めてあげること」からはじまります。そして、

「うつ病を乗り越えると人生がすごく楽になることを知る」ことで終わります。この手順を「心の強さを取り戻すための七か条」にまとめてみました。

心を強く取り戻すリハビリの手順は、次の七つのステップです。

① 頑張った自分をほめてあげよう
② 誠実な自分をほめてあげよう
③ 繊細な神経を持つから『うつ』になると知ろう
④『うつ』を克服したときには、とても強くなれることを知ろう
⑤ 周りに『うつ』の人がいたら、絶望する必要などまったくないことを伝えよう
⑥ むしろ、『うつ』にかかった人こそ、より強く生まれ変われることを知ろう
⑦ 今は苦しいけど、この苦しさを克服したらすごく楽に生きられることを知ろう

この手引きは、心のつらさと苦しさに悩む方向けにまとめました。だから、その人に語りかけるよう二人称で書きました。

この手引きを元に、心のリハビリを少しずつ進めてみましょう。

心の強さを取り戻すための「七か条」
――心のリハビリを進めるために

①　頑張った自分をほめてあげよう

あなたは一生懸命に頑張ったから、『うつ』になるのです。あなたは一生懸命に考え、一生懸命に問題を解決しようと取り組んだはずです。

あなたは、あなたのできる限りのベストをつくしてきたのです。ベストをつくした自分に、それ以上の無理をさせてはいけません。それ以上の無理がとてもつらいことはあなたご自身が一番よくわかっているはずです。

だから、そこで、ほんの少しでけっこうですから立ち止まってみてください。心に鞭《むち》を入れて駆り立てる前に、ちょっと心に休みを与えていただけないでしょうか。

ベストをつくして精一杯頑張ったあなた自身にいたわりをあげましょう。

あなたの心に無理がたまっていることをわかっているのは、あなたです。そして、あなたの心に休みをあげられるのも、あなたしかいません。

ほんのちょっとの休みでもいいのです。ほんの少しでも、あなたの心に「よく頑張ったね」といたわりの言葉をかけてあげてください。

一生懸命に頑張ったあなたの心は、褒められるべきです。一生懸命に頑張ったあなたの心は、誰も責めることはできません。そして、一生懸命に頑張ったあなたの心を褒めてあげられるのも、やはりあなたなだけなのですから。

② 誠実な自分をほめてあげよう

あなたは、何事もいい加減にできないから『うつ』になるのです。

あなたは、あなたの抱えた問題を誠実に一生懸命に解決しようと頑張ったから、とても疲れてしまったのです。

そして、一人で抱え、一人で苦しんで、一人で悩んだから、心がとても苦しくなってしまったのです。

でも、そこまで真剣に考え、誠実に取り組んだあなたはとてもすばらしい人なのです。「もっと頑張れ」とか「もっと考えろ」などと、誰一人としてあなたに強いることはできません。まったく逆です。あなたこそ、誠実で一生懸命に頑張ったすばらしい人だと褒められるべきなのです。褒め言葉を何度繰り返しても足りないほど、すばらしい人があなたなのです。

そんなあなたを自分でも認めてあげてください。誠実こそが何者にも代えがたい財産です。誠実に生きられる人こそが、誰よりも信頼できる人です。

あなたが自分を認めてあげられると、あなたは少しのゆとりを取り戻せます。あなたはとても誠実で一生懸命にできる人なのですから、心のゆとりさえ取り戻せれば強さを取り戻せるはずです。今はとてもつらいかもしれません。「もっともっと頑張らなくちゃ」と思っておられるかもしれません。でも、そこで頑張らないでください。

あなたの心に、今何よりも必要なのは少しのゆとり。ゆとりさえあれば、あなたのパワーは回復するはずです。それからでも大丈夫です。今、無理をしなくても、あなたなら必ずできるのです。

そう、誠実であるあなたがいること。一生懸命に頑張れるあなたがいること。責任感が強いあなたがいること。ゆとりさえ取り戻せれば、強い味方があなたご自身の内部にしっかり存在することが見えてきます。

ゆとりのないときには、どうしても不安や絶望が目につきますが、少しのゆとりが人を大きく変えてくれます。自分の中にたしかに宿るかけがえのない価値に気がつきますよ。

③ 繊細な神経を持つから『うつ』になると知ろう

あなたは、何事も適当に見過ごせないから『うつ』になるのです。

繊細な神経を持つととても疲れます。「まあいいや」「ほうっておこう」と思えない心はとても疲れます。「いい加減にできればどんなに楽だろう」とも思います。

疲れが溜まると「すべてをほうって逃げてしまいたい」と思います。それでも、また考えてしまう自分の繊細な神経を恨むこともあります。

そう、だから、いったんほうって置きましょう。ずっとほうりっ放しにできないことは私にもわかります。でも、ちょっとの間ほうっておいてもいいのです。いつも心の中にどっしりと居座るいやな思いや悩みを、少しの間だけほうって置きましょう。

心にまとわりついてくるいやな思いや悩みを完全に振り払うのが無理なことは、よくわかっています。でも、少しだけほうっておくことはできるようになります。

そのためには、薬の力を借りてもいいのです。大きな声で思いきり「ばかやろう」と叫んでもいいじゃないですか。涙を流したくなったら、思い切り泣いてもいいのです。話を聞いてくれる人がいたら、思い切り心の中のものをぶちまけてもいいのです。

ここだけは、繊細さをちょっと脇においてぶちまけてしまいましょう。

少し繊細さを忘れても、繊細さはあなたのかけがえのない資産ですから、またあなたを必ず助けてくれます。

回復したあなたは、いい加減な人やアバウトな人ができない仕事ができます。創造的な仕事や、責任感が求められる仕事、リーダーシップが問われる仕事を間違いなくこなせる力を身につけて再登場できます。

どんな問題が起ころうと、どんな問題であろうと、いい加減にしなかったあなたが苦境を超えると、とても強い力を身につけています。それが間違いなくわかります。

そのために、今、あなたが抱える問題を少しだけほうっておいて、心にゆとりをつくってください。

あなたなら、必ず、申し分のない強さと繊細さを身につけて回復できます。

④ つらい苦しみを経ると、たいていの苦しさも気にならなくなる

この本を手に取られた方は、何らかの重い悩みを抱えておられる方だと思います。とてもつらくとても苦しい思いを日々抱えておられるかもしれません。

こんな思いがいつまでつづくんだと、絶望的な気持ちを持たれているかもしれません。でも、どんなに悩みがつらく苦しくても、必ず心は回復し、心のコントロールは取り戻せます。

苦しいさなかには、希望や夢なんてまったく見えません。私も、一番苦しい時期には、とても希望や夢なんて考えることができませんでした。

しかし一番苦しい時期を越えると、間違いなく明るい日差しが心に差し込んできます。今までの苦労が、報われるときが必ずやってきます。

なぜなら、あなたは、まじめで、誠実で、繊細で、責任感が強く、大きな夢を持てる人だからです。

そんな人が、大きな問題を自分で解決して再登場してくるのですから、これ以上の「強さの条件」「成功の条件」をすべて身につけている人だからです。は考えられません。

そして、『うつ』の苦しみを経ると、たいていの苦しさも気にならなくなります。今までの耐え難い苦しみに較べれば、普通の苦しみはほんとに小さいものです。

つらく苦しい思いをしたからこそ、しっかり身につく強さを、『うつ』を体験した人は必ず得られます。

そのために、症状が回復してきたときに、自分の心を振り返って再点検して見ましょう。自分の強い部分、弱い部分、そして強くなった部分がくっきり見えるようになります。

『うつ』の貴重な体験で変化した自分の心を振り返る——これが、強さをしっかり身にまとって生まれ変わるための、価値ある心のリハビリです。

⑤ 悩み苦しんでいる人がいたら、つらさを少し分かちあおう

うつ病が回復したら、同じ悩みに苦しむ人を支援する活動に関わることをお薦めします。

人を助けること、人に貢献することは、自分をもう一度客観的に見つめる大切な機会をつくってくれます。

うつ病にかかった人は、他人の苦しみや悩みを理解し、受け止めることができるはずです。苦しさや悩みを打ち明けていただき、それにできる限りこたえてあげることができるはずです。

同じ体験を持つ人の支援は、より大きな意味があります。そのような人は絶望と孤独の恐ろしさを身に染みて知っています。でも、それがいつまでも続くものではなく、必ず希望と夢が心に戻ってくることも知っています。

その体験を実感で伝えると、相手の心に深く伝わります。同じ経験に苦しんだあなたなら、絶望する必要などまったくないことを伝えられます。そして、きっと伝えたあなたの心にも、温かさ優しさが湧き起こってくることを感じるのではないでしょうか。

それが、あなたの心のリハビリに最終的な成果となるのです。人に優しさ温かさを与えられるような人にとって、絶望と孤独はもう無縁だからです。あなたの心が『うつ』から完全に決別した実感を

そこで得られるのではないでしょうか。

苦しみ悩む人に接すると、人が心に背負う重さを客観的に見ることもできます。

あなたも、『うつ』の回復期には、心にのしかかっていた問題の重みを、少し客観的に見られるようになってきているはずです。

つらい、重いと心が問題に押しつぶされてしまうのは、その問題の重さを客観的に見られなくなってしまうからです。客観的に問題を見つめられないと、のしかかってくる問題は、どうしようもなく重く、どうしようもできないほど大きく感じます。

けれども、その問題を客観的に見つめることができれば、重いけどなんとか背負えるとか、つらいけどもう少し我慢して耐えられると、押しつぶされないで済むようになります。

人に貢献し、人の抱える苦しみ悩みを分かち合い、受け止めて見ると、心の中に抱える問題の重さがとてもよくわかります。その重さを客観的に見抜くことができるようになります。

自分の抱えた問題もつらかったけれども、もっともっと重い問題を抱えて頑張っている人がいる、と気づくかもしれません。もっと厳しい問題に耐えている人を発見するかもしれません。自分のおかれた状況は、まだ恵まれていると発見できるかも知れません。少しずつ問題を解決するための、地道な努力を重ねている人と出会うかもしれません。

人への支援を通じて、自分の抱えた問題が客観的に見えてきます。それによって、自分の心の中に残る問題をより客観的に見られるようになってくるでしょう。

そこまで進むことができれば、これから先どんな問題を抱えても、客観的にとらえることができるようになります。問題の重さに心が押しつぶされることがなくなります。

これが、心のリハビリの大きな成果の一つなのです。いわば、心のリハビリの集大成といってもいいでしょう。

⑥『うつ』にかかった人こそ、より強く生まれ変われることを知ろう

人に貢献し、人の悩みを聞き、人の苦しさを少しでも分かち合おうとすると、「人間」がわかってきます。うつ病に苦しむ人に接すると、裸の人間の苦悩に触れるから、見かけだけではない「本当の人間の姿」が見えてきます。

見かけでごまかせない人間の本当の姿を見ると、「人間とはなんと弱いのだろう」と思うでしょう。

しかし、その次に思うのは、それでも何とか苦悩をはねのけて生き抜こうとする「人間の強さ」です。それは、本当に人の心に感動を与えるもののはず。

うつ病に苦しむ人に接すると、「苦しんだ人ほど強くなる」と思うことでしょう。また、「この苦しさは必ず次に生きる」と確信するでしょう。

それこそ、まさに『うつ』になったときのあなたの姿ではなかったでしょうか。

そのときのあなたの姿を客観的に見つめていた人がいれば、必ずそう思ったはずです。それをあなたが自分で確信するために「心のリハビリ」があるのです。

苦しんだときの思いを忘れず自分の財産にできれば、必ずより強く生まれ変わります。

あなたが、うつ病に苦しむ他者を見るように、それに苦しんだときの自分を振り返ることができれば、そのさなかに味わった苦しささえ、あなたにとってかけがえのない財産に変わっているはずです。

⑦　この苦しさを克服したらすごく楽に生きられることを知ろう

この世の中のあらゆる苦悩の中で、『うつ』のさなかほど苦しいときはない、と断言しても間違いではないと思います。

これほど苦しい『うつ』も、人に苦しみだけを与えるものではなく、苦しみを経た後の限りない喜びを与えるものです。

あまりにも苦しかったから、その後で再び夢と希望がよみがえってきたときの喜びは忘れられないものです。

死をも意識する苦しさですから、治ったときの「生きている喜び」は心に深く染みこむものです。


とてもつらいことの後には、必ずそれを埋め合わせて余りある歓喜が待ってくれています。

たいへんつらい試練をくぐってきたから、これからめぐり合うであろう幾多の人生の試練も、軽く見えてしまうことも確かです。つらい試練に見舞われたからこそ、その後で必ずめぐってくる「生きている喜び」の深いありがたさがわかるのです。それはとてもすばらしいものです。つらく苦しかったけれど、そうだったからこそ、わかるすばらしさでないでしょうか。

うつ病は苦しいけれど、それを越えたときには、十分に苦難を経た価値がある喜びが待っていることを、ぜひ知ってください。

心が回復してきたら、もう一歩リハビリを進めてみよう

あなたの心の状態が回復してきたら、心のリハビリをもう一歩進めてみましょう。

自分の心を少しでもコントロールできるようになってくると、心はだいぶ楽になってきます。心を覆いつくす暗闇の隙間から、明るい日差しが注いでくるときもあるでしょう。持とうとしても持てなかった笑顔が、あなたの顔に帰ってきているかもしれません。

問題が解決していないと、心の余震がふたたび襲う

それでもうつ病はいやな病気です。心の中に抱えた問題が解き放たれないと、必ず余震が襲うのがこの病気です。

人それぞれに、症状を引き起こす何かの問題があったはずです。心に抱えた問題を一歩ずつ着実に解きほぐしてあげないと、ふたたび『うつ』に引き戻されてしまう危険があります。

心に抱えた問題が、心の地震を引き起こす活断層だと見てよいでしょう。心の中に活断層が残ったままでは、いつか余震があなたを襲います。

前にも書きましたが、私の場合も、最初の『うつ』から一週間後にふたたび激しい激震に襲われました。

最初の衝撃から一週間の間は入院することができたので、とても心が落ち着きました。入院最後の日には食欲も出て、「明日からは会社に行くぞ」とまで思えたものでした。

ところが、病院から家に帰る電車の中で、ふたたび激しいゆれに見舞われました。最初の衝撃よりもさらに強いゆれに打ちのめされてしまいました。どうやって家にたどり着いたのかさえもまるで覚えていない、激しいゆれが突然心を襲ったのです。

無理もありません。入院している間は良くなったと思っていても、心に抱えている問題は何一つ解決していなかったのですから……。

うつ病の怖さは、突然、予告なしに激しい余震が心を襲うことです。そして、心の中に巣くう『うつ』の原因が残っているかぎり、どれほど良くなったと思っても、いつまた余震が起きるか予測できないことでしょう。

だから、症状が良くなってきたら、少しずつ、ほんの少しずつ、自分の心の中に巣くう『うつ』の原因を解きほぐす作業を進める必要があるのです。これは、心のリハビリの第二段階といってよいでしょう。

心のコントロールをゆっくり慎重に取り戻す

もちろん、心のリハビリの第二段階は、前にもまして慎重にゆっくりと進めていく必要があります。心に巣くう問題と向き合うと、それを見るだけでも心に衝撃が起きることもあるからです。

そこで、信頼のできる精神科医やカウンセラーとよく相談しながら、心のリハビリの第二段階を進めましょう。

精神科医やカウンセラーは、あなたの回復状況を見ながら、あなたの心をゆさぶった問題が何かを見つけたり、問題が何であるかを発見するアドバイスをしてくれるはずです。

でも、精神科医やカウンセラーは、アドバイスはしてくれますが、あなたの心の中の問題までは解決できません。

だからこそ、心のリハビリが大切だといえるのです。最後は自分の力で、自分の心の中に巣くう『うつ』の原因を解きほぐすことが必要になってくるのです。

ただし、何度も言うように、この第二段階はけっしてあせって取り組んではいけません。もしも、「そんなことを考えるのはいやだ」とちょっとでも感じるようだったら、すぐにやめましょう。すぐにやめるのも、リハビリ訓練のひとつだと思ってください。

「考えなくちゃ」とか、「取り組まなくちゃ」といった「○○しなくてはいけない」ふうに考えるのも禁物です。

「心を治さなくちゃいけない」と考えるのもやめます。とにかく、「○○しなくてはいけない」といった考えは、すべてほっておいてください。心のリハビリは、自分の心をちょっとのぞいても大丈夫とあなたが思ったときにだけ、手がけることです。

ここでの大事な注意は一つだけ、「自分の心なのですから、心のコントロールは必ず取り戻せる」ことを知るだけです。

自分の心のコントロールを少しずつ取り戻すためには、どこから手がけていけばよいのでしょうか？

少し疲れた心でもゆっくり優しく取り戻すためのステップがあります。次の三つのステップを見てください

①　まず、優しい心に触れよう
②　自分が抱えた問題を少しずつ打ち明けよう
③　そして、心の重荷を少しずつ解き放とう

こんな具合に、優しく少しずつ、あなたの抱えた問題を解きほぐすことを考えましょう。

①　まず、優しい心に触れよう

優しい心に触れようという言い方は、変な言葉のように聞こえるかもしれません。でも、あなたの

心の中に溜まっていた問題を打ち明けるには「優しさの手引き」が欠かせません。

あなたは、とても大きく重い問題を抱えてきたはずです。そして、それを自分の責任ですべて背負い込んできたから心を痛めてきたのです。

でも、ほんの少しずつでもよいから、その重荷を人に打ち明け、人と苦しさを分かち合えると心はとても楽になります。

もちろん、打ち明けるだけですぐには解決できないことも多いでしょう。お金の悩みや仕事の悩みは、簡単には人に打ち明けられないし、ましてや、分かち合うなんてとても無理だよ、と思うものです。

でも、「すぐに解決なんかできなくても、いいじゃないか」と思ってみませんか？ そう思って、人に少しずつ打ち明けてみましょう。すると、何かがたしかに変わります。あなたの頭の中だけで空回りしていた問題が違った角度で見えてくるものです。

ちょっと違う視点で問題を考えると、今まで「ダメだ」「どうしようもない」としか見えなかったことが、「ひょっとすると、こうすれば何とかなるかもしれない」と、解決の可能性が見えてくる場合も多いのです。

あるいは、「もう、どうしようもない」と自分で思い込んだことが、周りの人の優しさに触れることでがらっと変わることもあります。

私自身も仕事を失うかもしれないという恐怖で『うつ』になりましたが、今から思えば、あのとき辞めてよかったとつくづく思います。それも、周りの人の心のこもったアドバイスで、「会社にこだわる必要がない」ことに気がついたことが決定打になりました。

大きな借金を背負って、サラ金からも一銭も借りられないというピンチにあったこともあります。そのときは「もうダメかも」と思いました。でも、自分が大切にしている人たちの優しさを感じ、その優しい人たちのために頑張って生きようと思えたとき、違った視点で問題を解決するヒントが見えてきたものです。

「心の支え」という言葉をこの本でも何度か書きましたが、周りの人の温かく優しい心に触れると、「もうダメ」「もうどうしようもない」と決めつけた心に、一筋の明るい日差しが差し込んでくるものです。

その光が、暗闇に閉ざされた心を照らすと、「もうダメ」「もうどうしようもない」だけではない、何かしらの可能性が見えてくるものです。もしくは、何かしらの可能性を考えてみようとする意欲がわきおこってくるものなのです。

なんといっても、「もうダメ」「もうどうしようもない」という判断は自分が勝手にしたことです。誰がどこから見ても、絶対に「もうダメ」「もうどうしようもない」問題ではないのです。

少しの明るさが支えになって、「もうダメ」「もうどうしようもない」と決めつけた問題が、まったく違った形で見えるようになるものです。

② 自分が抱えた問題を少しずつ打ち明けよう

自分が心の中にしっかり抱えた重荷を人に少しでも打ち明けられると、あなたの抱えた重荷は違った形に見えてきます。

一人で抱えているうちは、どうしようもなく重く、とほうもなく動かしがたいように見える問題も、少しずつ動かす可能性が見えてくるものです。

しかしこれは、自分の心の中だけでやろうとしてもなかなか難しいことなのです。あなたは、自分の心の中で、一生懸命に何とか問題を解決しようと頑張り、それでもうまくいかなかったから『うつ』になってきたのですから……。

だからこそ、一度あなたの抱える問題を外に出してみて、違った角度で光を当てて、もう一度問題の全体像を違った視点で見直してみることが大切なのです。

あなたの抱える問題を外に出すということは、言うまでもなく、あなたが抱えた問題を人に打ち明けることです。人に話すことができれば、人はそれを違った角度で点検してくれます。それが、問題を解決する大きなヒントになります。

打ち明ける相手は、もちろん、精神科医やカウンセラーでもかまいません。あなたが信頼できると思う人に、率直に話してみましょう。もしも、あなたの周りに一生懸命にあなたをいたわり、あなたが苦しむ中で親身に介抱してくれた人がいれば、最高です。ぜひ、あなたの心の中を打ち明けて伝えてください。

「でも」と、うつ病になった人はそこで抵抗します。そうなった原因を恥ずかしいと思う人が必ずいます。この本で何度か書いたように、うつ病になる人はとても責任感の強い人が多いのです。「自分の責任」「俺がやらなくちゃ」と思っている人にとって、自分が解決できなかった問題を人に話すことはとても恥ずかしいように思えます。

その気持ちもよくわかります。自分が解決できなかったことを人に素直に話すことは本当に難しいことなのです。でも、ここでこう思っていただけないでしょうか。

人に話すことは恥ずかしいことだけど、でも、今自分が抱えている問題を解決することが最優先ではないだろうか。

『うつ』の苦しみにずっと耐えるより、『うつ』を治してまた頑張ったほうが、自分の責任を果たすことになる。

裸の自分をさらけ出すことは恥ずかしいし、とても勇気のいることだけれど、一度飾りのない自分をさらけ出してみると、本当に強い自分がいることがわかる。

やってみましょう。素直に打ち明けて見ましょう。最初は恥ずかしいけれども、最後には本当に強い自分がいることをあなたは間違いなく見つけ出せますよ。

③ そして、心の重荷を少しずつ解き放とう

さて、あなたの抱えた問題を人に打ち明けられるようになっても、あなたの心の中に抱えた重荷はあなたの心を簡単には離れていってくれません。あなたの心をぐらぐらと揺さぶるほど大きな衝撃を

与えた問題なのですから。必死に心の中にしがみついているものです。

症状が治ってくる中で、あなたが心から信頼できる優しく温かい人。そして、専門医やカウンセラーから、いろいろなアドバイスを受けることになると思います。

しかし、どれほど信頼できる人にアドバイスされても、最初のうちはこだわります。「でも」「やっぱり」と抵抗します。「私の抱えた問題は大事なのです」とこだわると思います。

そんなあなたは、まだ心の中にしっかりと重荷を抱えてしまっています。

人から「そんなことはあきらめなさい」「こだわりは捨ててしまいなさい」と言われても、すぐに「はい、そうですか」と認められません。「わかりました捨てます」と言えません。「でも」「やっぱり」と抵抗します。

それは、『うつ』になった人の心が示す最後の抵抗かもしれません。

私も、症状がよくなってくる過程で、心の中に巣くう問題を解き放つために、精神科医にいろいろなアドバイスを受けました。しかし、やはり初めのうちは、「でも」「やっぱり」と抵抗したものです。相手のいうことが正しいと頭ではわかっても、「でも」「やっぱり」と、今まで抱えてきた問題にこだわり抵抗しました。

人が病気になるほど苦しんだ重荷は、その人がこだわりにこだわりぬいた、とてつもなく重たい問題なのです。喪《うしな》ってはなるものかと、『うつ』になるくらいに必死にしがみついてきた重さを持つ問題なのですから、そう簡単に手放せないのです。

でも、あなたがこだわった重荷は、本当に、いつまでもいつまでもこだわり続けなくてはいけない問題なのでしょうか？

ひょっとしたら、放り投げてしまってもよいことなのかもしれません。あるいは、そこでこだわるより、もっと大事な価値のあることがあなたの身の回りに存在するのではないでしょうか？

そこで、こう考えて見ましょう。

・手放してみたときに、すべてがダメになるのだろうか？
・手放してみたときの自分はどうなっているのだろうか？
・手放してしまっても、身のまわりにもっと素晴らしいものがあるのではないか？

と……。

もちろん、ここでも「一気に解決しよう」とか、「すぐに手放さなくてはいけない」と思わないでください。「すぐに」とか「〇〇〇せねばならない」といった思考ではなく、あわてずゆっくり考えればよいのです。

一人だけではなく、あなたの信頼できる人とゆっくりじっくり語り合いましょう。何が一番大事なのかをゆっくりじっくり考えて見ましょう。

あなたが心から信頼できる人が、「こだわらなくてもいいんだよ」「手放してもいいんだよ」とアドバイスしてくれたら、そっと手放して見ましょう。すると、これまで深くこだわってきたことがうそのように思えるほど楽になることが多いのです。

心の重荷を少しずつ客観的に考えられるようになると、心のリハビリはもう最終段階に入っています。

あなたの心の中から、根強く巣くった重荷が離れて行ってくれるのも、もうまもなくです。

心の重荷を解きほぐすヒントは必ず見つかる

ここまで、心のリハビリの進め方について、ステップごとにその手順を示してきました。

それでもまだ、自分の抱える重荷がいつまでも離れていかないと悩む人がいるかもしれません。

たしかに心に抱える苦悩は、いやになるほど多く重いものです。とりわけ、仕事の問題やお金の問題はとてもつらくて重いものです。

ただ、どんなに重い問題を抱えていても、重荷を解きほぐすヒントは必ず見つかります。

私も、激しい『うつ』を体験して十年ちょっと後に、軽い『うつ』に見舞われました。

勤めていた会社がバブル崩壊で危機に陥り、妻と二人で独立して起業しましたが、準備期間があまりにも短かったためにうまく行かず、会社存続の危機に見舞われました。経営危機に陥ったのは社長である私の全責任。さらに、一緒に創業した妻との離婚が重なりました。

運転資金を借りるために、複数のサラ金から多額の借金をしなければならない羽目にもなりました。

設立時にお世話になった方々に対しても、土下座をしてもお詫びできないほどの不義理をしてしまいました。

もしも、その十年前のはじめての心のゆれを体験していなければ、そこで激しい心のゆれに打ちのめされていたかもしれません。最初の激しいゆれを体験し、その後、心のコントロールを自分で取り戻す訓練をしていたからこそ、軽い『うつ』で済んだとつくづく思いました。

一度自分の心のコントロールを取り戻す「心のリハビリ」を経験すると、つぶされてもおかしくない重荷を何とか一歩ずつ解決することができるようになります。

最初の『うつ』のときと違って、「もうダメ」「もう、どうしようもない」と落ち込む前に、問題を何とか解決しようと思えるものです。

「もうダメ」「もう、どうしようもない」と決めるのは、誰でもない自分自身だということを知っているからです。

もちろん、ここまでいろいろな重荷が一度に重なってきたのですから、つらい、苦しいと強く感じることはもちろんです。でも、それでも何とか自分の抱えた問題を客観的に解決しようと考えることができるようになります。自分の抱えた問題を客観的に見ようと思い、それができるようになります。

あせらず、少しずつ自分の心を休めながら、心を痛めないようにコントロールすることができます。

自分が心に抱えた問題を客観的に見ることさえできれば、何よりも、心がその重さに押しつぶされずに済むようになります。

そして、どれほど重い問題でも、どこかに必ず解決のヒントが隠されているのに気がつきます。どこかに必ず、問題につぶされずにはねのけられる可能性が潜んでいることに気がつくのです。

自分の心が、「もうダメ」「もう、どうしようもない」の袋小路に押し込まれなければ、何とか可能性を考えることができます。

もちろん、私の抱えた問題よりもはるかに重く、はるかにつらい問題を背負っておられる方も数多くおられることと思います。でも、どれほど重く困難な問題にも、「絶対に無理」「絶対にダメ」などありえません。

「もうダメ」「もうどうしようもない」を越える鍵は、二つです。

第一の鍵は、「もうダメ」「もうどうしようもない」は、自分で決めたものにすぎないこと。

第二の鍵は、自分の心に抱えた問題を客観的に見ること。

この二つの鍵を忘れないようにしましょう。

繰り返し書いたように、自分の抱えた問題を客観的に見ることができれば、必ず「解決のヒント」が見えてきます。自分があれだけ苦しんだ問題を見るなんてことは、とてもつらくとても苦しいと感じるでしょうが、自分を助けるために、自分が楽になるために、この鍵に頼りましょう。

第5章

もし、あなたの大切な人が『うつ』になったら……

周りの人の支えがなによりも大切

ここまで、

・『うつ』になっても、恐がったり、必要以上に不安になる必要はまったくない

・「うつ病は心の弱い人がなる病気だ」との偏見はとんでもない。むしろうつ病になるような人は成功の条件を身につけている。

・苦しい『うつ』をくぐると、より強さを身につけて生まれ変わる

ことを説明してきました。

ただし、『うつ』になった人が、強い心を持って生まれ変わるためには、自分ひとりの力だけではどうしても無理です。やはり、周りの人たちの温かい支えが何よりも大切なのです。

それは、

・『うつ』になった人は、自分の心が自分でコントロールできなくなっている

・『うつ』になった人は、「絶望」と「孤独」に打ちひしがれてしまっている

という状態になっているからです。

そんな厳しい状況に『うつ』の人はおかれています。そして、自分一人の力ではそこから抜け出せないのです。


まず、そんな苦しい状況の中から助けてあげないと、人の心は救われません。

今自分がどんな状態になっているかさえ本人にはまったく見えないし、自分の心がぐらぐらとゆれ動き、自分の心がどうなっているのかさえ見えないから、自分だけの力ではどうしようもないのです。

自分では何も見えないし、自分では何もわからないから、周りの人の支えがとても大切なのです。

ぜひ、温かい心で『うつ』を理解して、接していただきたいと思います。

『うつ』を擬似体験してみると、『うつ』の気持ちが少しわかる

では、うつ病を理解するために、具体的に何をすればよいのでしょうか？

それには、その人の心を理解することが第一です。うつ病にかかったことのない人でも、少しだけその人の気持ちがわかってあげることが大切なのです。

『うつ』になった人の気持ちがわかれば、

・『うつ』の苦しみがわかるから優しく接することができる
・『うつ』の人の心の動きがわかるから、無理なく適切な接し方ができる
・『うつ』の人の心の動揺がわかれば、イライラせずにじっくりと接することができる
・『うつ』が少しよくなったとき、適切なアドバイスができる

——こんな具合に、『うつ』になった人に対する接し方が変わるのではないでしょうか。

何よりも、『うつ』を理解できないと、そうなった人の心を追いつめてしまい、最悪の状況に追い

こんでしまうことさえあります。

そんな事態を避けるためにも、うつ病についてちょっとだけ理解を深めていただければと思います。

人はどんなときに『うつ』になるかを知ろう

うつ病を知るために、まず、人がどんなとき『うつ』になるのかを、知っておくことが大切です。「なるほど、こんな具合に心はゆさぶられてしまうのか」と、『うつ』になった人の心のゆれがわかるだけでも、『うつ』になった人に対する接し方が変わってきます。

そこで、どんなとき『うつ』になりやすいかを、次の三つのケースで考えることにします。
①仕事の場合
②失恋の場合
③学校でのいじめや嫌がらせの場合
どこでも誰にでも起こりがちなこの三つのケースで、『うつ』にいたる心のゆれを見てみましょう

①仕事の場合

仕事が忙しくて忙しくてどうしようもないと思うのは、どんな人にでも必ずある体験です。でも、仕事が忙しいだけでは、普通、心のコントロールを失うまでにはなりません。

今は、どうしようもなく忙しいけど、この仕事さえ片づければ少しゆっくりできる、と思えれば、疲れた心もいずれ回復します。ものすごく忙しくて、早朝出勤や深夜帰宅が続いても、この忙しさが必ず報われるというたしかな望みがあれば、何とか耐えることもできるでしょう。

でも、猛烈な忙しさが続き、

・その忙しさがどれほど続くのか、いつ終わるのかもわからない
・これだけ一生懸命にやっても、その努力が報われる保証がない
・あまりの忙しさに、仕事上のミスが多くなり、その責任を深く感じている

などの状態がずっと続くと、心が徐々に重荷に耐え切れなくなっていきます。

猛烈な忙しさがいつ終わるのかもわからない、この苦労が報われるかどうかの保証もない、と感じる心は、次第に絶望感を深めていきます。

心のつらさを仲間や家族に打ち明けて分かち合えればまだしも、それができない人の心は孤独感を痛いほど感じるようになります。

そして、「この仕事ができなかったら、今の地位や立場を失ってしまうのではないか」という喪失の恐怖が心を休ませてくれません。いつも不安を心に抱えるようになるのです。

そんな不安を家族に打ち明けられれば救われますが、何も言えなければ、「誰にも言えない孤独」と「家計を担う責任感」にさいなまれ、不安はどんどん重荷になってきます。

あまりにも忙しく、体をこわしてしまいそうな思いを上司や経営者に打ち明け、ちょっとでも改善できれば心は救われますが、それすらできないと虚《むな》しさが心を締め付けます。

疲れがさらに増すと、「言えない自分」「改善できない自分」に対する情けなさまで感じます。「言えない自分」「できない自分」を自分で責めはじめます。

自分の心を自分で痛めてしまう「負の連鎖」は、まだまだ続きます。「仕事をテキパキこなせないのは、自分に能力がないせいだ」と、自分を責めることもあります。

なお危険なのは、仕事が忙しくてミスが増えてきた場合。上司にミスを注意されると、「ミスを犯したのは私の責任だ」といっそう深く自分の心を責め、心を追いつめてしまいます。

ここまで、追いつめられてしまった心は、もう逃げ場がありません。

とうとう、心の負担は限界に達して壊れ、自分の心のコントロールができなくなってきます……。

いかがでしょう。これは、ほんの一例ですが、『うつ』におちいってしまう方の心の動きが少しご理解いただけたでしょうか？

もちろん、こうした場合でも、忙しさを人の責任に転嫁できたり、「冗談じゃない、そんなことできるわけないでしょ」と開き直れる人は、うつ病にはなりません。

でも、この本の第一章で書いたように、うつ病になりやすい人はまじめで、責任感が強く、繊細な神経を持っている人が多いので、平然と開き直れないのです。だから、自分の心の内へ内へと負担を抱え込んでしまうのです。

「俺はあんたとは違うよ」「無理なら無理と言えばいいじゃないか」と突き放さず、こうして心を痛めてしまう人がいるという現実をわかってほしいのです。

少しでもいいから、「そうか、そうやって悩む人もいるんだ」「誰にも言えないで苦しむ人もいるんだ」とわかっているだけで、多くの人が救われるのです。

もしも身近に、仕事をきっかけとする『うつ』に苦しむ人がいた場合に、このように接することで、相手の心の負担を大きく減らすことができるのです。

②失恋の場合

このケースは、あなたが若い女性の場合として想定しました。

もしも、あなたが、素敵な彼と深い恋におちいっていたとします。二人で過ごしていたときはとても幸せで、二人の生活が「あなたにとっての人生のすべて」だったかもしれません。

でも、その幸せが失われたとき、幸せが深かった人であればあるほど、心に大きなダメージを受けます。

愛の破綻の原因を自分で背負い込んでしまう人は、自分の心を責めはじめます。「あのとき、もっと優しくしていれば」「あのとき、わたしが余計なことを言ったばかりに」と、自分を責める人は心を追いつめていきます。

そこで、「何よ、あんな男の一人や二人」とか、「あんな奴とは一緒にいられるわけないでしょ」ときっぱり切りすてられる人の心はゆらぎません。「二股かけて」とか「わがままばっかりで」など、破綻の原因を相手の責任に転嫁できる人も心を追いつめません。

でも、二人で暮らしたときの幸せな思い出がいつまでも心に残っている人、独りになってみると、失った幸せの重さが心に深く食い込んでくる人には、重い負担がかかります。

幸せの思い出が深ければ深いほど、失った重さを痛感します。「もう、二度とあんな幸せは見つけられない」と、心は絶望へと進みます。一人で考えれば考えるほど孤独が身に染みます。

その思いからどうしても抜けきれなかったとき、心はその重さに耐え切れなくなります。『うつ』は、こんなケースでも心をおそいます。

こうした心の動きもわかってあげてください。ただし、「私だったら、いつまでも男なんかにこだわっていないわよ」「早くあきらめちゃいなさいよ」「男なんていくらだっているじゃない」と突き放さないでください。

そうのようにいくら言われても、その人の心の中に深く根づいた絶望と喪失感は抜けません。そんな言葉で思いを振り捨てられる人は、そもそも『うつ』にはならないのです。そんなふうに言われれば言われるほど、「私の気持ちは誰もわかってくれない」と孤独が深まるだけなのです。

人の心なのですから、百パーセント理解できないのは当然でしょう。

でも、ほんの少しの理解があれば、絶望と喪失感に追いこまれている人の心を、さらに孤独の淵に追い込むようなことにはならないのです。

③学校でのいじめや嫌がらせの場合

もしも、あなたが、学校に通う年頃だとしたらどんな場合に心を痛めるでしょうか。

それがわかると、あなたのお子さんや、あなたの身の回りで誰にも言えない絶望と孤独に苦しんでいる子供たちの多くが救えると思います。

このケースは、一度子供に戻った気持ちで読んでくだされぱと思います。

今の学校は、大人たちの想像以上にすさんでいると言われています。ちょっとでも人と違うところがあると、それを理由に仲間はずれにし、いびり、いじめられます。

『うつ』になりやすい人の特長でも書いたような、まじめで、繊細な神経を持ち、妥協せず正義感を持つ子供は狙われます。なるべく多数にあわせ、目立たず狙われないようにしないと、いびりやいじめのターゲットにされかねません。弱い人をかばおうとすれば、かばった人が次に狙われるのですから。

毎日、学校に行っても、いじめや嫌がらせのターゲットになる。それも、何の理由もなく、他の生徒のストレスのはけ口になる。これは想像以上につらく苦しいことだと思います。

そして、それを、親や教師に語れないとき、いくら訴えてもわかってもらえないとき、絶望と孤独がその子の心をつぶしにかかるのも無理はありません。

陰惨ないじめ、自分で解決できる可能性がまったくない理不尽な嫌がらせ、それがいつまでも続くとすれば、心の負担はどれほど重いことでしょう。

こうした思いを周りの人が真剣に受け止められるかどうかで、心が救われるかどうかが決まります。まして、相手は自分の心の動きや心のゆれをうまく説明できない子供だと思ってください。自分の心をぎりぎりと痛めている原因すらうまく説明できない人に接するときには、辛抱強く相手の話を聞き、相手が心を開いてくれるように忍耐強く接しなければなりません。


もしも、「なんだ情けない奴だ」「お前はそんなに弱い奴なのか」と突き放してしまえば、その子はあなたに対して、二度と心を開かなくなってしまうでしょう。

「いじめなんかに負けるな」と叱咤激励《しったげきれい》したつもりでも、その言葉は冷たく相手の心に突き刺さってしまうのです。その子はきっと、自分なりに一生懸命に頑張ったのです。それでも、その苦しみから抜け出せないから心を痛めてきたのです。

そんな言葉を言われたら、その子はどうなるでしょう。いっそうの絶望と孤独に追いやられてしまうでしょう。

子供に接するように、辛抱強く、忍耐をもって接する

うつ病の人に接する秘訣も、このケースで見る「子供に接する気持ち」とまったく同じです。『うつ』になった人は、自分の心を自分でコントロールできないのです。ほとんど子供と同じ状態だと思ってあげてください。

だから、わがままなことを言うかもしれません。身勝手なことばかり言っているように聞こえるかもしれません。情けないことばかり言っているように聞こえるかもしれません。

でも、それは、その人があなたに語りかける精一杯の言葉なのです。

子供に接するように、辛抱強く、忍耐をもって接してください。相手が心を開いて、相手の心の中に巣くう苦悩を語れるようにしてあげてください。

心の中に巣くう苦しさを打ち明けられるだけでも、孤独から解き放たれます。親身に耳を傾けて聞いてくれる人が一人でもいれば、絶望からも逃れられるのです。そうすれば、『うつ』から逃れられるのです。

ここでは、『うつ』になりがちな人の心の動きを、三つのケースでささやかに描いて見ました。

もちろん、人の心の動きをすべて理解するということは無理なことです。

でも、せめて『うつ』の人の心をますます深い絶望に追いやる、

- 「俺とは違う」「お前の考え方が甘いんだ」と突き放さないこと
- 「言えばいいじゃないか」「何で言ってくれなかったんだ」と責めないこと
- 「頑張れ」と叱咤激励しないこと（これは相手の心をますます責めることになる）

これらの行為は絶対にしてはいけないと、わかっていただけるのではないでしょうか。

人の心のすべては理解できなくても、「そういう心の動きもある」「そういう具合に考えたら苦しいだろう」とわかっていただければ、『うつ』の人にとってまたとない支えになります。『うつ』の人にとっては孤独から解き放たれる大きな第一歩なのです。それが、『うつ』の人にとっての心からの励ましになるのです。

『うつ』の人を救う「三つの鍵」

ここで、これまで説明してきた『うつ』になった人の心の動きと、それを踏まえて『うつ』になった人を支えるための大事な心がまえをまとめましょう。

『うつ』になった人を救う、周りの人の「支えの鍵」は三つあります。

①最初に、『うつ』という病気のあらましについて理解していただくこと

『うつ』のあらましについては、この本で繰り返し述べてきました。『うつ』という病がどういう病気で、どのようにして発病するか、その流れを頭に入れておいていただくことが何よりも大切です。

②第二に、早めに『うつ』だということに気がついてあげること

『うつ』は、人が自分で自分の心を追いつめてしまう病気です。そして、そうなる原因、つまり心を追いつめる「引き金」が必ずあります。また、『うつ』には必ず予兆があります。

『うつ』になる原因と、その予兆を知っておいていただければ、深い『うつ』に落ち込む前に助けることができます。

そこで、いくつかの予兆については、後でまとめて示すことにします。

最後に、

③「心からの支えが『うつ』の特効薬」と言うことを知る

『うつ』は心のコントロールをなくすことで起きる病気ですから、コントロールを取り戻せれば治ります。でも、コントロールを失ってしまっている本人には、自分の心がどうなっているか、どうすればよいのかまったくわかりません。

絶望と孤独に陥った心だって、優しい心で救われます。だからこそ、周りの人の温かい心の支えが何よりも必要なのです。

この「三つの鍵」をしっかりと握っていていただければ、『うつ』になった人は救われます。

次に、「おかしい」「へんだ」と思ったら、うつ病かもしれないと思ってください。あなたの身の周りの人が、どうもいつもと違う、どこか様子がおかしいと思ったら、『うつ』の可能性を考えてください。

とにかく、何度も述べるように、成人の十五人に一人が『うつ』を経験するというストレスあふれる社会なのですから、ちょっと熱があったら風邪かもしれないと疑うように、『うつ』を疑いましょう。少しでも「どうもいつもと違う」「どこか様子がおかしい」と感じたら、『うつ』を疑う必要があるのです。

『うつ』になった人がどのように普段と違うかは、医学専門知識のない方でもよくわかります。次の項で『うつ』になりはじめた人が、日常生活の中でどんな様子を見せるかをまとめてみました。

『うつ』になった人への関わり方のポイント

では、ここで『うつ』になった人への具体的な接し方を知りましょう。

『うつ』になった人への三つの鍵をふまえていただいたうえで、『うつ』になった人に対する関わり方のポイントをまとめます。

それが次の七か条です。

①「おかしい」「へんだ」と思ったら、迷わず専門医の診断を受ける
②『うつ』はとてもつらい病気だという事を知る
③絶対に励ましたりしてはいけない
④絶対にイライラしたり、怒ったりしないでください
⑤『うつ』は「心からの支え」が特効薬
⑥じっくり優しく相手の話を聞いてあげる
⑦相手が『うつ』になった原因を語ってくれるように、優しく向き合う

これから、そのポイントを一つずつ説明していきますが、もしもあなたの周りに「ひょっとしたら『うつ』かもしれない」と思う人がいたら、ぜひこのポイントを思い起こして接していただければと思います。

「おかしい」「へんだ」と思ったら『うつ』を心配してください

『うつ』の人への支えは、『うつ』の発見からはじまる

周りの人の支援は、『うつ』の発見からはじまります。

早いうちに『うつ』が見つかれば、本人にとっても大きな救いになります。心のゆれが激しくならないうちに、心のゆれを引き起こす原因が見つかれば解決も楽です。心を深く痛める前に、心のゆれを抑えることができれば心のダメージもはるかに軽くすみます。

しかし、『うつ』の発見は、本人にはとても難しいのです。うつ病になりはじめた本人は、自分が病気になったことをなかなか理解できません。「自分はたるんでいるから、頑張りが足りないんだ」とか、「今ちょっと疲れているから心が不安定だけど、治ったらバリバリやるぞ」と心に鞭打っているかもしれません。

もちろん、急激なうつ状態が襲ってきたときには、自分の心を分析するどころではありません。突然の心の激震で不安にふるえ、呆然としているはずです。だからこそ、周りの人が早く気づき、早めに医師の診断を受けるよう薦めてあげなければなりません。

「どこか違う」「どこがおかしい」から『うつ』を見つける

では、どうやって見つければよいのでしょうか。

うつ病のはじめの予兆は、その人の日々の行動に現われます。「どこか普段と違う」「どこかおかしい」と感じたら、『うつ』を疑ってみましょう。

では、具体的に、「どこか違う」「どこがおかしい」と思うのでしょうか。

『うつ』になりはじめの人は、「喜」「怒」「哀」「楽」の表情が健全な心の状態の人と変わってきます。人が示す喜怒哀楽の表情は、一番自然な感情の表われにほかなりません。うれしいときは喜び、悲しいときには哀しみ、そして怒るときもあれば、うれしさいっぱいの笑顔を見せるときもあります。これが自然な心の状態といってもよいでしょう。

ところが、『うつ』になりはじめると、この「ごくあたり前の感情」が表われなくなります。だから、「どこか違う」「どこがおかしい」など気がつきます。

まず、笑顔がなくなります。何事かを深く考えている様子や、何かに気を取られている様子で、心から楽しい笑顔、ささやかなことでもうれしい笑顔などが消えていきます。

美味しいものを食べても、楽しいはずの話題をしていても、どこか暗い顔が抜けず、心からの笑顔がありません。無理して笑おうとしても、周りの人にも「これは本当の笑顔ではない」とわかります。無理して笑っているなということがわかります。

ここで、「どこか違う」「どこがおかしい」と気がつきます。

こんな様子が表われたら、「どうしたの」「大丈夫」と、すかさず優しいいたわりの言葉をかけることです。そして、そのままほうっておかないで、専門医の診断を受けなければいけない時期です。

心の疲れは生活態度にはっきり表われる

さらに少し悪化していると、ひとりでボーッとしていたり、うつむいて独り言を言ったりするなど、深い悩みにとらわれている様子を見せます。

家族が話しかけても上の空で、「ああ」とか「うん、まあ」などの生返事しかしなくなり、心がどこかよそに飛んでいってしまっているように見えます。

そのころには、熟睡できず睡眠が浅くなったり、夜起きて一人で何事かをつぶやいている様子を目にするかもしれません。

テレビや新聞、とくに騒々しいテレビ番組に嫌悪感を示すこともあるでしょう。幸せそうなドラマを拒絶することもあるでしょう。

もちろん、仕事でとても疲れていても、激しい疲れのためによく似た状態を示すことがあるかもしれません。それが、ずっと続いたり、心がいつまでも何事かにとらわれているように見えたときには、「単なるからだの疲れ」ではないはず。間違いなく「心の疲れ」にまで進んでいます。

「心の疲れ」は一般の人が見ても「どこか違う」「どこか普段の状態と違うな」とわかるくらいに、その人の表情や日常の生活態度に表われます。

もちろん、ここであげたケースは、ほんの一例にすぎませんが、うつ病になった人が身の周りにいれば、大なり小なり「どこか違う」「どこがおかしい」と周りの人が気がつく症状は必ずあるはずです。

体の疲れが激しいとき、忙しさがいつまでも続くとき、職場や学校、その他人間関係でのストレスが激しく、時々深いため息をついていたりするときなどは、ぜひ、注意深く相手を見守ってあげてることです。

そこで、うつ病という病気について少しでも知っていれば、「ひょっとして」と、その可能性を考えることができますが、それに対する知識がないと、「仕事が忙しいから、すごく疲れているんだ」「会社でストレスが多いみたいで大変だね」と思うだけで、それ以上相手の状態に注意するのをやめてしまいがちです。

普段と様子が違うとき、とくに喜怒哀楽の表情が今までと「違う」「おかしい」と感じたとき、ぜひうつ病の可能性を考慮してください。

また、ここであげた予兆はあくまでも一例ですから、このケースに当てはまらないからといって安心しないでください。それ以外でも、「どこか違う」「どこがおかしい」と感じる状態はいくつもありうるはずです。少しでも「どこか違う」「どこがおかしい」と感じたら、次の項で示すように早めに専門医の診断を受けることをお奨めします。

『うつ』の人への関わり方「七か条」

①「おかしい」「へんだ」と思ったら、迷わず専門医の診断を

周りの人が見て「どこか違う」「どこがおかしい」と感じたら、迷わずに専門医の診断を受けましょう。うつ病ではないかもしれないし、また異なる心の病かもしれませんが、周りの人から見ても明らかに「どこか違う」「どこがおかしい」と感じる様子であれば、何らかの強いストレスがあるはずです。強いストレスが『うつ』への引き金になりうる可能性は高いのです。

そして、そのとき、「あなた、医者に行ってきたら」と口で言うだけではなく、できれば「一緒に行きましょう」と誘い、優しく背中を押してあげてほしいのです。

うつ病になった人は、「自分の頑張りが足りないんだ」と自分の責任にして、病気を否定しがちです。「俺は疲れているだけで病気でもなんでもない」と否定する人も少なくないはずです。

それに私自身もそうでしたが、「精神科」と書かれた看板をくぐるのは、それなりの勇気がいりま

す。お近くの地域で「心療内科」などの科目で診断してくれる病院があれば好ましいと思います。もっとも私の場合、『うつ』の症状が激しくなってきたときには、早く救われたい一心で「閉鎖病棟でもよいから入院させて欲しい」と自分から訴えたものでしたが……。

身の周りの方が一緒に病院に診断を受けに行くことは、とても大切です。もしも、あなたの家族がうつ病と診断されたとしたら、医師は家族の方に対する心構えも説明してくれるはずです。絶対にしてはならない注意事項や、必要な気配りなど、周りの人にお願いしたいことはたくさんあります。

一緒に診断を受けに行けば、専門医は、患者だけでなく家族にも適切なアドバイスをしてくれるはずです。周りの人に対する注意事項を自分の耳で聞くことが、一緒に診断を受けに行くことの大事な意義です。

②『うつ』はとてもつらい病気だという事を理解する

これだけは、実際に経験しないと実感することは難しいことですが、うつ病はとても苦しい病気です。考えれば考えるほど不安と恐怖がおそい、苦しくなるのです。

「この不安と恐怖から逃れられるんだったら死んだ方がまし」とすら思えるのです。

うつ病の人を身の回りに抱える方は、まずその苦しさを少しでも理解することです。

詳しくは知らなくてもよいし、同じ苦しみを共有することもできません。でも、うつ病は「死んだ方が楽」と思えるような苦しさを味わう病気だということだけは、心にとどめておいてください。その言葉を思い出しすだけでも、『うつ』になった人に対する接し方は違ってくるはずですから。

もう一つ注意事項があります。『うつ』はときおり、症状が軽くなるときがあります。そんなときは、ご飯も人並みに食べられ、顔色も良くなり、立ち居振る舞いも普通の人の生活となんら変わらないように見えます。

そうした人を見ると、今までつらい病気に苦しんでいたんだからと耐えてきた周りの人も、つい相手に文句の一つも言いたくなるのでしょう。「そろそろ、しっかりしてよね」「そんなの病気じゃないんだから」と。あるいは、「もう治ったんでしょ。そろそろ頑張ってよね」と、言ってしまうことがあります。

ところが、その言葉が、相手の心にはぐさりと突き刺さります。せっかく、少し良くなったのに、そうした言葉が心に衝撃を与えます。ようやく、少し忘れることができた病の根源がまじまじと心に浮かぶことだってあるでしょう。

私も、最初の激震から一週間でかなり回復したように感じました。「さあ、明日から出社するぞ」と自分に気合を入れていたほど良くなったつもりでした。ところが、その日病院から帰ってくる電車の中で、最初のときよりも激しい衝撃が心を襲ったのです。きっと、「頑張るぞ」と気合を入れたことが引き金となって、治りきらない心に大きな負担となったのでしょう。それが再び激しい心のゆれをまねいたのでしょう。

一見、見た目には良くなったように見えても、完全に心が回復するまで、ぜひともじっくりと見守ってください。『うつ』になった人は、周りの人の優しいいたわりの心をけっして忘れることはないのですから。

③絶対に励ましたりしないこと

この本で、うつ病になる主な原因は、喪失の不安から来る絶望と孤独だと述べましたが、それだけでは重い症状にはなりにくいものです。重い『うつ』は、自分で自分の心を鞭打ち、自分で自分の心を責めて追いこんでいくことで引き起こされるものと言えます。

「できない自分」「情けない自分」を自分で見つめ、自分で自分を責めることに心が逃げ道をなくし、心の安らぎの場がふさがれ、心が耐えられなくなり、心のコントロールが失われる。こうして心は激しいゆれに見舞われます。

だからこそ、先にも述べましたが、再度、大事なことなので書いておきます。うつ病になった人に励ましは厳禁です。その人は、自分で自分を厳しく責めているからです。

それなのに、周りの人が叱咤激励すればどうなると思いますか?

「もっと頑張れ」と叱咤激励された人は、「まだ頑張りが足りなかったのか」と「できない自分」をさらに激しく鞭打ちます。

「もっと頑張れ」と叱咤激励された人は、「私は精一杯頑張ったんだ」「でも、それすら周りの人はわかってくれない」と絶望的な心境に追いこまれます。

その結果、最悪の状況に追いこまれることになりかねません。

何がどうあろうと、うつ病になった人に対する励ましは厳禁です。相手の心を最後の淵にまで追いやるかもしれない言葉を絶対に使わないでください。

④イライラしたり、怒ったりしないこと

これも何度か書きましたが、うつ病になった人はとてもわがままになります。どうやっても実現できない無理なことを、「どうしてもやってくれ」と周りの人にせがみます。

人の幸せをうらみ、自分の不幸をなげき、わめき散らしたりすることもあります。

親身になって看病している周りの人に対し、「私は生きている価値のない人間なんだ」「私なんてどうなってもいいんだ」と開き直ることもあります。

そんな言葉を日々聞かされていると、温厚な方でも頭に来ることもあるでしょう。つい、イライラして怒って怒鳴りつけたくなるときもあると思います。そして、前に書いたように、一時小康状態を示すことがありますから、そんなときについ今までの不満が爆発して、「もういい加減にしてよ」「看病している身にもなってよ」と文句をぶつけてしまったり、「家族のためにしっかりしてよ」と鞭打ってしまうこともあるでしょう。

でも、それが、相手の心に突き刺さる刃になってしまうこともあります。ぜひ、相手が心のコントロールを完全に取り戻すまで、イライラして怒ったりせずに見守ってあげてください。相手は、心のコントロールを失ってしまっている「大きな子供」なのですから。

⑤『うつ』は「心からの支え」が特効薬

「心からの支えが『うつ』の第一の特効薬」。これは、身の回りに『うつ』になった人を周囲に抱える方々にとって何よりも理解してほしい言葉です。

これまた何度も書いたように、喪失感と絶望と孤独がなくなればうつ病は治ります。「自分は大きなものを失ったけど、私にはかけがいのない大事な家族がいる」と身に染みて感じれば、喪失感は吹き飛びます。「自分には、ともに苦労を背負って生きていける大事な家族がいる」と感じれば、絶望は退散します。「自分は一人じゃないんだ」と悟れば孤独は逃げ去ります。

そして、さしもの苦しい『うつ』も居場所を失い、心の中に巣くうことができなくなります。心の中に『うつ』が住めなくなる——そんな心に引き戻す特効薬が、身に周りの方々の「温かい支え」。これこそ「『うつ』の特効薬」と呼ぶべきものなのです。

⑥じっくり優しく相手の話を聞いてあげること

「心の優しさが『うつ』の第二の特効薬」。この言葉も心にとどめておきましょう。『うつ』になった人が救われるのは、それを引き起こす喪失感と絶望と孤独の解消です。この根源を消し去るために、温かい心と優しい心で相手の心の中から根源を引き出してあげましょう。

うつ病に陥った原因を心の中から引き出してあげないと、いつまでも心の中に病根が残ってしまいます。ちょっと回復しても、また心に揺り戻しを行なうのがこれらの病根です。

まず、相手が自分の抱える病根を少しずつ語れるように、優しく相手の話を聞けるような環境を作っておくことです。

うつ病になった人も、苦しいから誰かに訴えたい、誰かに聞いてほしいと願っています。ただ喪失感と絶望と孤独があまりにも重たいから、簡単には吐き出せないのです。少しずつでも外に吐き出せると、心の負担は驚くほど軽くなります。そう、ほんの少しでも聞いて受け止めてもらえれば、孤独感はなくなっていくのですから。

優しく相手の話を聞き、相手が安心して心の中に深く巣くう病根を語れるようにしてください。これが『うつ』を吹き飛ばす特効薬になるのですから。

⑦相手が原因を語ってくれるよう優しく向き合うこと

孤独、絶望、不安を克服してあげれば、人の心の中に巣くった『うつ』は退散し、心の安定が取り戻せます。心が自分でコントロールできるように戻ります。失った心のコントロールが完全に取り戻せたとき、うつ病は治ります。

しかし、そこに至る前には、何度か心の揺り戻しがあります。余震が繰り返し心を襲います。『うつ』の原因となった「こだわり」が心を後ろ向きに引きずります。それが余震として繰り返し、ゆれを引き起こすときがあります。

『うつ』の原因となった「こだわり」。それを解きほぐしてあげられれば、『うつ』は退散します。でも、人の心を突き動かすほど大きな「こだわり」は、自分ひとりの力ではなかなかはね退けられないものです。「それが、あなたの『うつ』の原因ですよ」と医者から諭されても、「それでも」「やはり」と、いつまでもこだわりを手放さないことも多いのです。

心に根ざす「こだわり」を解きほぐすのも、周りの人の優しい心です。相手の心の底に深く横たわった「こだわり」を自分で自然に吐き出させ、自然にこだわりが溶け去るように仕向ける特効薬も、やはり優しさに尽きるのです。

もちろん、「さあ、言ってくれ」「話してみろ」と言われて、心の重荷を人に打ち明け、語れるものではありません。そんな言い方では、ますます相手は心を硬く閉ざしてしまいます。責められていると感じ、孤独感や絶望感さえ感じてしまうでしょう。

そうではなく、相手が自分から少しずつ話したくなるような環境を作ること。これがすべてです。傷ついた心を「見せても大丈夫」「話しても大丈夫」「話しても怖くない」、そんな環境を整えるために、あなたの優しさがどうしても欠かせない手引きになるのです。

どんな重い「こだわり」でも、いったん心の外に吐き出してしまうと軽くなるものです。心の外にまで吐き出してしまえば、もっともっと大事なものと較べられます。較べてみれば、周囲の人々の愛情や優しさのほうがはるかに重いに違いありません。

『うつ』の特効薬は、そこで「もっと大事なもの」と較べられること。今までこだわってきたことよりも「もっと大事な愛情や優しさ」を実感できたとき、傷ついた心は回復します。

治ったように見えても
くれぐれも注意を忘れずに！

心の余震に注意！

周囲に『うつ』になった人を抱える方に、くどいようですが、大事な注意を述べさせてください。あなたの優しく温かい心で、うつ病はどんどん良くなっていきます。今まで深く沈んでいた顔色も、見違えるように明るくなり、元どおりの元気な笑顔が戻ってきていることでしょう。

何事にも関心を示さなかった相手が、身の回りのちょっとした幸せにも明るく反応してくれる姿は、どんなことよりもうれしく感じられるものです。

しかし、そこですべてが円満に終了とならないことがあるのが、この病気の恐ろしいところです。人が『うつ』に陥った原因が溶けさっていないと、再び激しい心のゆれが襲うことがあるのです。

その陥った原因が心の中に残っていると、それがふたたび心のゆれを引き起こす「震源」になるのです。

時々、新聞の記事に、うつ病をわずらった人の自殺の話が載っています。前の日に会って笑顔で手を振って別れた相手が、翌日の朝に自ら死を選んだという記事が載っていることがあります。手を振って別れた友人にとっては、「あんなに元気だったのに」と思うから、とても信じられない出来事なのです。でも、それがいつ起きても不思議ではないのがうつ病の怖さです。

「もう大丈夫」「もう治った」と思っても、くれぐれも注意は怠らないでください。心のゆれを引き起こす震源が本当に解消していないときには、余震がふたたび襲う可能性があるのが、うつ病です。それが、この病気の恐ろしいところです。

だから、『うつ』に陥った原因が本当に相手の心から消え去っているかを確かめなければなりません。もしも、その原因が相手の心の中に残っているとすれば、それを解き放ってあげなければなりません。

ここが、一番難しいのです。そして、うつ病を治すための最後の壁と言えるかもしれません。

相手にとっては、自分の心を壊してしまうほど、必死に取り組んだ大きな問題なのですから、第三者がその問題を解き放つのはとても困難な作業に思えることでしょう。

でも、あなたに優しさと温かさがあれば、それは可能です。暗闇に閉ざされ、絶望と孤独に打ちひしがれた心に、希望の光を投げかけることさえできれば、相手の心の中に巣くう重い問題をも溶かすこともできるのです。


相手が抱え込んだ問題は、確かにすごく重い問題でしょう。相手は、自分ひとりで抱え込むことによって、「どうしようもない」と思いつめてしまいました。

しかし、一度心の外に吐き出すことができると、本人も自分で抱えてきた問題を違った角度で見ることができるようになります。「どうしようもない」「もうダメだ」と思い込んだことが、「まだ大丈夫」「何とかなりそうだ」に変わってきます。

そうなれば、解決は近づきます。周りの人が、一緒に解決する手助けができます。抱えた問題が見えれば、効果的なアドバイスもできるでしょう。「絶望しなくてもよい」とはっきり言うこともできるはずです。

なんといっても、抱えた問題を吐き出してもらうこと。それが解決の鍵です。

相手の心と手をつなぐ

相手が心を壊すまで必死に抱え込んだ問題とは、いったい何なのでしょう。これを吐き出してもらうことから解きほぐしがはじまります。

それは、仕事の悩みかもしれません。お金の悩みかもしれません。恋の悩みかもしれないし、人間関係での悩みかもしれません。

その悩みは、うつ病になった人にとっては、人に打ちあけることさえ勇気のいる話です。その人にとっては、自分の責任でしっかり心の中に抱え込んだ問題です。その人が、たとえ死んでも自分で解決しようとした問題でもあります。

でも、そんなにも重い問題でも、あなたには解きほぐすことができるのです。相手が、あなたに率直に語り、心の中に溜まったもののすべてを吐き出してくれれば、すでに心の中の問題は解けはじめています。

相手があなたを信頼し、「この人には打ち明けてもよい」と思えたとき、勇気を持って相手はあなたに語ってくれます。あなたの優しさと温かさが、暗闇に閉ざされた相手の心にもう一筋の光を投げかけるのです。

「相手の心と手を結ぼう」「相手の心に暖かい光を届けよう」とあなたが思えれば、つらさ苦しさに悩んだ相手も、必ずこたえてくれます。あなたが差しかけた光を「救い」と感じ、その光にすがろうと思います。

『うつ』が吹き飛んでいくとき

うつ病になった原因のすべてを吐き出し、心の中に溜まった重荷のすべてを吐き出し、どうして自分一人で抱え込んでしまったかまで、そのすべてを吐き出してくれたとき、『うつ』は吹き飛んでいくはずです。

そこまで行けば、『うつ』を引き起こす「心の地震の震源」はすべて消え去ったと考えてよいでしょう。相手が、すべて話してくれたときには、『うつ』を引き起こす心の中の活断層はもうふさがっているはずです。

心の中の震源が完全に消え去ったことを実感するのは、『うつ』の最中の自分を相手が語ってくれたとき。『うつ』の最中に感じたことや、『うつ』の最中にどれほど苦しかったかまで、すべてを過去の物語としてあなたと笑って話せるようになったときです。

うつ病が完治した場合は、相手はすべてをあなたに打ち明けてくれるはずです。自分が『うつ』になった原因も、自分が『うつ』から逃れられた理由も、すべてあなたに話してくれるはずです。

そして、自分がどうやって切り抜けることができたのか、その一番大きなきっかけも話してくれるでしょう。

それは、あなたへの深く熱い感謝の言葉とともに語られるはずです。「ありがとう。おかげで救われたよ」と。

きっと、その話をするときの相手の目には、光るものがあるはずです。言葉では言い尽くせないほどの深い感謝が、その目に表われているはずです。

それを目にしたとき、あなたの優しく温かい心が、相手の心に深く巣くった重く深い悩みを、すべて溶かし去ったことがはっきりと確信できるのです。

〈著者略歴〉

野口　敬　（のぐち　たかし）

1950年、東京生まれ。

パソコン専門紙編集長、人材派遣会社主任企画部員、システムインテグレーション会社企画本部長などに従事。

人とシステムの双方に深く携わった経験から、「能力開発には、人の意識の分析だけでなく、それを育んだ社会的なしくみからとらえなければならない」と痛感。1991年、創造性開発・評価の手法を普及させるためにコミュニケーション・クリエイティブ・センターを設立。

意識のしくみだけでなく、社会のしくみもわかりやすく解析する「フレームアナリスト」として活動中。

本書は、かつてうつ病を体験した著者が、激しくゆれ動いた自分の心を、アナリストの視点で深く掘り下げて見つめたものである。

主な著書に「良いほうに考える技術」（すばる舎）、「知的創造の技術」（ダイヤモンド社）など。

著者ブログ
http://tuyokunareru.blogzine.jp/utu/

ご質問・ご意見

ご愛読いただきありがとうございました。

内容についてのお問い合わせ、企画のご提案は、アスカ・エフ・プロダクツ・ホームページよりお寄せ下さい。

http://www.asuka-f.com

『うつ』な人《ひと》ほど強《つよ》くなれる

2005年　10月31日　初版発行　　著　者　野口　敬
2006年　9月21日　第34刷発行

発行　**アスカ・エフ・プロダクツ**　発行者　小中強志
〒162-0832 東京都新宿区岩戸町12番地
電話 03(5227)3066（代表）
03(3269)3696（FAX）
http://www.asuka-f.com

発売　**明日香出版社**　発売者　石野栄一
〒112-0005　東京都文京区水道2-11-5
電話 03(5395)7650（代表）
03(5395)7654（FAX）
http://www.asuka-g.co.jp

■スタッフ■編集　早川朋子／藤田知子／小野田幸子／金本智恵／末吉喜美　M部　古川創一　営業推進　小林勝
営業　北岡慎司／浜田充弘／渡辺久夫／奥本達哉／平戸基之／野口優　大阪支店　関山美保子

印刷　株式会社文昇堂
製本　根本製本株式会社

カバーデザイン／渡邊民人（TYPEFACE）　カバーイラスト／坂木浩子（TYPEFACE）

ISBN4-7569-0923-X　C2033